Prof. Dr. med. Martin Haditsch

SPIKE

Impfung oder Genspritze?

Biowaffe – Dauerschäden – Heilung

amadeus-verlag.com

zweite Auflage

Amadeus Verlag GmbH & Co. KG
Birkenweg 4
74579 Fichtenau
Fax: 07962-710263
www.amadeus-verlag.com
Email: amadeus@amadeus-verlag.com

Druck:
CPI – Ebner & Spiegel, Ulm
Satz und Layout:
Jan Udo Holey
Umschlaggestaltung:
Amadeus Holey

ISBN 978-3-98562-017-3

Inhaltsverzeichnis

QR-Codes
Das vorliegende Buch ist bewusst so geschrieben, dass es auch für Laien verständlich ist. Wer tiefer in die Materie einsteigen möchte, Quellen sucht oder mehr Details erfahren möchte, dem stehen bei insgesamt 124 Quellenverweisen im Text die entsprechenden Internet-Links sowie die QR-Codes im Anhang 2 ab Seite 212 zur Verfügung. Um immer auf dem Laufenden zu sein, gehen Sie bitte auf QR-Code [(121)] auf Seite 229. Dieser wird ständig aktualisiert und enthält meine neuesten Veröffentlichungen.

„Alex war der WG-Partner meines Sohnes, Trainingspartner, Studienkollege im Wirtschaftsstudium und wirklich „best friend“. Mitte 2020 wurde Alex mit dem Studium fertig, ging auf Jobsuche und musste sich dem Druck seines neuen Arbeitgebers beugen, sich im Dezember 2020 – gegen seinen Willen – impfen zu lassen. Alex war kerngesund und, wie mein Sohn, sehr sportlich.
Im Januar 2021 brach Alex nach dem Training mit meinem Sohn unter der Dusche tot zusammen. Die Gemeinde Wien hatte versucht, den Leichnam sofort verbrennen zu lassen. Seine Mutter holte ihn in letzter Minute aus dem Krematorium und ließ den Leichnam zuerst in Hamburg, dann in Tübingen obduzieren. In Wien wollte man ihn nicht untersuchen. Das Ergebnis: Sein ganzer innerer Körper war von Thrombosen übersät. Alex wurde 29 Jahre alt.“

JRZ, Wien

Einleitung

Da sitze ich also vor einem leeren Blatt Papier und wage mich an ein Projekt, von dem ich nicht zu träumen gewagt hätte: ein eigenes Buch. Ja, die letzten drei Jahre waren schon eine ziemliche Belastung und haben mich vor immer neue Herausforderungen gestellt.

Aber vielleicht ist es auch ein Gebot der Höflichkeit, dass ich mich bei Ihnen, meinen Lesern, zuerst einmal vorstelle: Mein Name ist Martin Haditsch. Ich habe das Studium der Medizin und das der Biologie absolviert. Für die Biologie bin ich meiner eigentlichen Studienstadt Graz ein bisschen untreu geworden, weil ich dieses Studium letztlich in Salzburg abgeschlossen habe, und schon damals hat sich für mich die Frage gestellt: *„Wie lassen sich diese beiden so faszinierenden Themengebiete irgendwie zusammenführen?“*

Primär bin ich dann den Weg der klassischen medizinischen Ausbildung gegangen. Nach Beendigung des Studiums habe ich den sogenannten Turnus absolviert. (Für die deutschen Leser: Das ist so etwas wie AIP, also „Arzt im Praktikum“.) Diese Ausbildung dauert in Österreich drei Jahre, und in diesen drei Jahren konnte ich auch lernen, was es heißt, Dienst am Patienten zu versehen, so unter anderem auch als zuständiger Arzt für das tägliche Arbeiten auf der Intensivstation. Schon vorher hatte ich mich durch den freiwilligen Nachtdienst beim Roten Kreuz mit Notfällen auseinandergesetzt und damit die so wichtige Erdung für den Beruf bekommen, sieht man doch in diesen Nachtdiensten immer wieder auch die wahren Notlagen der Menschen.

Nach der Ausbildung zum Allgemeinmediziner, für die ich heute noch unendlich dankbar bin, begann die Spezialisierung, die damals zuerst im *Facharzt für Hygiene und Mikrobiologie* in Österreich gemündet hat, mit Ausbildung zuerst im Hygiene-Institut der Universität Graz und dann in einem Krankenhaus in Linz. In diesem Krankenhaus konnte ich dann auch noch die Ausbildung zum aufbauenden *Facharzt für Infektiologie und Tropenmedizin* absolvieren.

Schon damals galt meine Liebe der angewandten Mikrobiologie, also der Vernetzung von Labor und klinischen Daten und daraus resultierend eine, wie ich zumindest hoffe, für die Patienten zielführende Diagnostik und im Bedarfsfall auch Therapie. Da auch der Bereich der Hygiene, also der Vorsorgemedizin, in diesem Facharzt inkludiert ist, entdeckte ich auch schon früh die Begeisterung für die Präventivmedizin im Allgemeinen und für das Impfwesen im Besonderen. Die Summe all dieser Fachgebiete – also der Allgemeinmedizin, der Infektiologie, der Tropenmedizin, der Lehre von den Infektionserregern, also der Mikrobiologie und der Vorsorge- und Impfmedizin – ergab fast zwingend dann auch die Begeisterung für die Reisemedizin.

All das führte letztlich dazu, dass ich die Reisemedizin und in selteneren Fragestellungen auch die Infektiologie und Tropenmedizin in meiner Praxis ausüben konnte und dank einer glücklichen Fügung der medizinische Leiter eines Labors in Hannover geworden bin. So pendle ich mittlerweile seit mehr als vierzehn Jahren, abgesehen von Ferien oder sonstigen Auslandsaufenthalten, zwischen Oberösterreich und Niedersachsen, und das jedes Wochenende, wobei ich dankenswerterweise auch meine Praxis an einem Arbeitstag der Woche weiterhin fortführen kann. Dies wiederum eröffnet mir auch die Möglichkeit, üblicherweise einmal pro Woche, einem geliebten Hobby nachzugehen, nämlich der Musik. So bin ich Gründungsmitglied und seither auch so gut es geht aktiv in der Band „*I.C.U*“[(1)] – eine wie ich finde sehr gut gelungene Wortschöpfung meinerseits, da sich dahinter sowohl die Abkürzung für Intensivstation, also „Intensive Care Unit“, als auch als Wortspiel der prägnante und kurze englische Satz „I see you“, also der direkte Augenkontakt mit dem Publikum, verbirgt. Und so war bis zur Corona-Zeit der typische Arbeitsablauf: montags tagsüber in der Praxis, am Abend Musik, mit dem Nachtzug nach Hannover und dann den Rest der Woche einschließlich Samstag Arbeit in Deutschland, wobei sich die Samstag-Tätigkeit in einem durchaus unterschiedlichen Maß auf Dienste im Labor und Vorträge verteilt hat.

Und dann kam Corona! Ich erinnere mich noch, als wäre es gestern gewesen, wie ich in den Weihnachtsferien, die ich zu Hause verbracht habe, am besagten 31. Dezember 2019 über ein Informationsportal eine Nachricht[(2)] bekam, dass in einer für mich damals unbekannten Provinz in China zirka zwei Dutzend Patienten mit einer unbekannten Lungenentzündung behandelt würden. Retrospektiv gesehen war das ein spürbarer Weckruf. Dieses Informationssystem mit dem Namen *proMED-mail* als Einrichtung der *Internationalen Gesellschaft für Infektionskrankheiten* war für mich seit Beginn meiner reisemedizinischen Beratungstätigkeit vor zirka 25 Jahren immer eine spannende Informationsquelle gewesen. Irgendwie spürte ich instinktiv, dass es nicht bei dieser einen Meldung bleiben würde, und prompt kam auch die Tage darauf immer wieder ein neues Update, wobei schon da zwischen den Zeilen eine ungewohnte Spannung zu verspüren war. Eine ähnliche engmaschige Berichterstattung hatte ich bis dahin nur einmal erlebt, nämlich im Zusammenhang mit dem West-Nil-Virus in den Vereinigten Staaten, wo über „jede tote Krähe, die vom Himmel gefallen war“ berichtet wurde.

Bei genauerer Betrachtung der Daten, die kommuniziert wurden, waren zwei Dinge besonders auffällig: einerseits die minutiöse Berichterstattung und andererseits die unglaubliche Geschwindigkeit, mit der – für mich damals überraschend – Fortschritte bei der Erforschung der Geschehnisse verzeichnet werden konnten. Wenige Tage nachdem die Meldung dieser unklaren Lungenentzündungen zirkuliert worden war, stand bereits die Erregergruppe fest, nämlich dass es sich um ein Coronavirus handeln würde (erste offizielle Bestätigung laut meinen Unterlagen am 9. Januar 2020[3] als Bestätigung eines Verdachtes vom 7. Januar 2020).

Gestatten Sie mir an dieser Stelle einen kurzen Ausflug: Ich war ein Zeitzeuge des Coronavirus-Ausbruchs im Jahre 2003, ebenfalls in China. Damals wurde – durchaus zurecht – die mangelnde Kommunikationsbereitschaft von China kritisiert. So waren die ersten Fälle einer ebenfalls schweren Lungenentzündung bereits im Herbst 2002 in der Provinz Guangdong in China aufgetreten. Und es dauerte letztlich bis zum Februar des Jahres 2003, dass der Westen überhaupt davon Kenntnis erlangt hatte. China hatte sich hier bewusst bedeckt gehalten, und erst durch die Streuung des Erregers, ausgehend von dem für den Westen relevanten Indexpatienten, der von Guangdong nach Hongkong gefahren war und dort in einem Hotel als sogenannter „Superspreader“ zahlreiche Leute angesteckt hatte (wodurch es dann auch zu einer weiteren Verbreitung in andere Länder gekommen war), wurden wir auf diesen Erreger aufmerksam. Die Krankheit bekam den Namen SARS für „Severe Acute Respiratory Syndrome“, also ein schweres und akut einsetzendes Atemwegssyndrom, ohne dass damals der Erreger schon bekannt gewesen wäre. Die Betroffenheit in unserer Region wurde vor allem dadurch geweckt, dass am 15. März 2003 am Flughafen in Frankfurt eine aus Asien kommende Maschine der Lufthansa unter Quarantäne gestellt wurde, weil einer der Passagiere die typischen Zeichen dieser Erkrankung aufwies. Kurze Zeit darauf wurde auch der Erreger identifiziert und als SARS-Coronavirus bezeichnet.

Zirka zehn Jahre später machte erneut ein Coronavirus Schlagzeilen: MERS-CoV. Diese Krankheit betraf vor allem Patienten auf der Arabischen Halbinsel und war wie SARS zuvor von einer hohen Tödlichkeit geprägt. Andererseits – und auch das war eine Parallelität zu SARS – war es offensichtlich relativ wenig ansteckend. Die Fallzahlen hielten sich hier bei beiden Erregern in Grenzen, Exporte waren eher die Ausnahme. Wohl gab es in beiden Fällen Ausreißer – bei SARS beispielsweise Ansteckungsserien in Kanada und bei MERS (das übrigens für den Begriff „Middle East Respiratory Syndrome“ steht, also ein Atemwegserkrankungssyndrom des Mittleren Ostens) durch einen Export nach Südkorea[(4)], wo es durch einen Reisenden zu einem Ausbruch mit über 100 Fällen kam.

Aber jetzt wieder zurück zu unserer Geschichte: Es waren also schon Krankheitsbilder durch Coronaviren beim Menschen bekannt. Trotzdem überraschte die Geschwindigkeit, mit der dann in der Folge der Identifizierung des Krankheitserregers auch ein Testsystem[5] entwickelt wurde. Dieses System hatte erhebliche Schwächen, und um den Rahmen nicht zu sprengen, soll in diesem Buch jetzt nicht auf die Bewertung von diversen Testsystemen, sei es nun PCR-Test oder Antigen-Test, und auch nicht auf allgemeine Vorsorgemaßnahmen eingegangen werden. Letztlich gibt es ja für all diese Fragestellungen auch schon ausreichend Literatur. Ich kann allerdings nicht versprechen, nicht an der ein oder anderen Stelle einen kleinen Querverweis anzubringen.

In der Gesamtsicht war es für mich allerdings auch in der frühen Phase relativ schnell klar – und ich möchte hierbei anfügen, dass ich in meiner Berufsausübung weder ein Hardcore-Virologe noch ein Hardcore-Epidemiologe bin –, dass ich mit meinem Basisverständnis für die Bereiche der klinischen Virologie und der angewandten Epidemiologie durchaus mit einer gewissen Überraschung auf die Darstellung der Situation in den allgemeinen, aber auch in den Fachmedien reagieren musste. So hatte ich für die Umbenennung des Erregers wenig Verständnis. Ursprünglich war ja der Erreger auf „neues Coronavirus 2019", also 2019-nCoV getauft worden (diese Bezeichnung tauchte in meiner Konversation erstmals am 29.1.2020 auf) und erfuhr dann eine Umbenennung in den Begriff SARS-CoV-2 (offizielle Erstmeldung der Umbenennung bei gleichzeitiger Bekanntgabe des Krankheitsnamens als COVID-19 am 11.2.2020[6]).

Ich hatte wenig Verständnis für den Namen SARS in diesem Kontext, weil diese Krankheit damit automatisch erneut als *schweres* akutes Atemwegssyndrom tituliert wurde, die Berichte über die klinischen Fälle diese Benennung allerdings nicht zu rechtfertigen vermochten (was ich auch am 12.2.2020 in einer E-Mail an proMED-mail kundgetan hatte). Ja, es gab schwere Fälle, bei der Analyse der Daten handelte es sich hierbei allerdings – und das ist bei Virusinfektionen ja durchaus häufig – um ältere Patienten mit Grundkrankheiten. Auffällig war nur die Art und Weise der Krankheitsmanifestation, nämlich einer massiven Beeinträchtigung der Lunge, und letztlich auch die zum Teil dramatische Form, wie manche Personen dann letztlich verstarben, nämlich durch ein „Lungenversagen" trotz – oder wie wir heute besser wissen *wegen* – einer maschinellen Beatmung. Der zweite epidemiologisch relevante Aspekt, der mich an der Korrektheit der Darstellung zweifeln ließ, war die Kennzahl der Epidemiologie. Ende Januar wurden zirka 30.000 Fälle aus China gemeldet, wobei auch hierbei die Art und Weise, wie in China die Diagnose gestellt wurde (nämlich durch eine sogenannte Falldefinition), Zweifel an der Korrektheit aufkommen ließ. Da es zu wenige Tests gab, wurden Patienten, die eine COVID-19-ähnliche Symptomatik hatten, einfach der Gruppe der SARS-CoV-2-Infizierten zugerechnet. Kurz darauf etablierte sich ja auch offiziell der Ausdruck „COVID-19" (**CO**rona**VI**rus **D**isease 2019) für dieses neue Krankheitsbild.

Die klassische epidemiologische Schlussfolgerung daraus war: Diese Krankheit ist nicht hochansteckend. Das Wissen um den Ausbruchsort, nämlich die Millionenstadt Wuhan in der Provinz

Hubei, ließ einen relativ trivialen Rückschluss zu: Hätte es sich um eine hochansteckende Krankheit gehandelt, dann wären es nicht 30.000 Fälle, sondern weltweit zu diesem Zeitpunkt vermutlich 30 Millionen Fälle gewesen. Parallel dazu war auch die regionale, nationale und internationale Reaktion überraschend. So wurde ja – wir erinnern uns! – die Millionenstadt Wuhan rigoros von der Umgebung abgeschottet, das heißt, de facto wurden zirka zehn Millionen Menschen kaserniert. Internationale Flughäfen wurden mit Fieber erkennenden Detektoren (sogenannten Thermo-Scans) ausgerüstet, und der Reiseverkehr von und nach China, aber auch jener innerhalb dieses Landes, wurde dramatisch eingeschränkt. Der Ausdruck „dramatisch" erschien damals gerechtfertigt, erscheint aber aus heutiger Sicht, in Anbetracht dessen, was nachher noch folgen sollte, hoffnungslos überzeichnet.

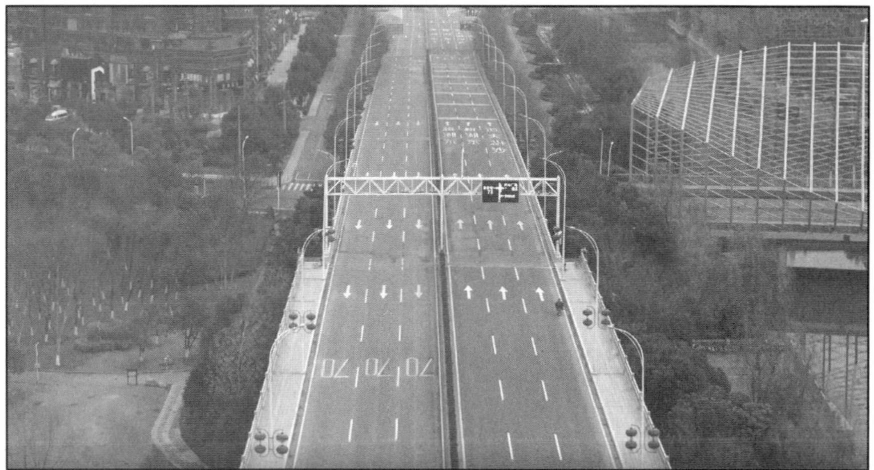

Abb. 1: Wuhan während des Lockdowns im Januar 2020

Damals gab es noch so etwas wie Meinungsfreiheit – und es gab Medien, die bereit waren, auch kontroverse Meinungen abzudrucken. So gab ich der regionalen und dieses Bundesland beherrschenden Zeitung „Oberösterreichische Nachrichten“ ein Interview, in dem ich am 20.2.2020 wie folgt zitiert wurde: *„Das Virus hat diese Form der Aufmerksamkeit nicht verdient.“*

Bedingt durch die weitere Entwicklung, musste ich irgendwann meinem Entsetzen darüber Ausdruck verleihen, und so ging ich nach langem Überlegen und auch Rücksprache mit meiner lieben Frau, die mir über Jahre schon immer eine wertvolle Beraterin gewesen war, an die Öffentlichkeit, und das mit einem Videoclip auf YouTube[(7)], der aus heutiger Sicht ziemlich dilettantisch aufgenommen worden war. Offensichtlich war er aber authentisch und wurde deswegen auch innerhalb kurzer Zeit über vierhunderttausend Mal angeklickt. Ich hatte mit einem „Shitstorm“ gerechnet, der in dieser Form allerdings nicht eingetreten ist. Trotz alledem wurde man bereits damals bei Corona-kritischen Stellungnahmen durchaus sehr schnell medial „zum Abschuss freigegeben“. Mit einer gewissen zeitlichen Distanz stellte ich fest, dass die Zustimmungsrate dieses Videos, im Vergleich mit all meinen YouTube-Clips, die seither entstanden sind, mit etwas über 80 Prozent so ziemlich die niedrigste war, denn es gab doch zum Teil heftige geäußerte Kritik und auch zahlreiche Daumen runter.

Ich habe mich seit damals sehr, sehr häufig hinterfragt und meine Position kritisch beleuchtet, und ich glaube, von mir behaupten zu können, dass ich nach wie vor lernfähig sein möchte, dass ich gut mit Kritik umzugehen vermag und für Informationen, die meine Position zurecht infrage stellen und mich neu orientieren lassen, wirklich dankbar bin. Viele, wenn nicht sogar alle damals in diesem Videoclip geäußerten Feststellungen und auch Prognosen, für die man damals als „Schwurbler", „Aluhutträger", „Coronaleugner" und so weiter bezeichnet wurde, haben sich bedauerlicherweise in der Zwischenzeit bewahrheitet.

Mir war zu diesem Zeitpunkt durchaus bewusst, dass diese meine Position zumindest von den Leuten, die mich kennen, mit denen ich beruflich zu tun hatte oder auch befreundet war, ja selbst im Familienkreis, kritisiert werden würde, und ich stellte mich auf durchaus auch heftige Diskussionen ein. Dies fand de facto nicht oder kaum statt. Gerade im beruflichen Bereich wurde zu meinem Bedauern der Diskurs von Anfang an gemieden. Es gab nur zwei sichtbare und spürbare Positionen, nämlich eine deutliche Mehrheit, die das Narrativ kritiklos übernahm, ja manchmal sogar weiterentwickelte, und der alle Maßnahmen gar nicht drastisch genug sein konnten, und jene wenigen, die diese meine Meinung (zum Teil uneingeschränkt) teilten.

Das konsequente Framen von Corona-Politik-Kritikern führte zu einer Verweigerung jedes Diskurses. Es kam somit auch zu keiner konstruktiven Diskussion, die so wichtig gewesen wäre. Vielmehr beanspruchten bekannte, linientreue Gesichter (zumindest im deutschsprachigen Bereich) die gesamte Interpretationshoheit für sich. Kommentare erfolgten auch in Bereichen, in denen der Mangel an Kompetenz augenscheinlich war. Auch kam es zu hemmungslosen Fachüberschreitungen, wie zum Beispiel Impfempfehlungen durch Veterinärmediziner(8). Ermöglicht wurde dies durch eine unselige Allianz staatstreuer Medien, weisungsgebundener Staatsanwälte, eingeschüchterter Anwälte und Richter und erbärmlich obrigkeitshöriger, auftragsmäßig handelnder, größtenteils rückgratloser und mediengeil agierender „Experten".

Nicht zu unterschätzen ist auch die Rolle der schweigenden Masse. Darunter gab es natürlich auch eine große anonyme Masse innerhalb der Ärzteschaft, die sich – aus welchem Grund auch immer – aus dieser Diskussion schlicht und einfach heraushielt und somit durch die Medien bedauerlicherweise (aber nicht unerwartet) den Befürwortern des Narrativs zugerechnet wurde.

Bevor ich nun schildere, wie ich dann in den Sog der Medien gekommen bin, möchte ich mich an dieser Stelle aufrichtig bedanken. Erwartungsgemäß geht dieser Dank natürlich an all jene, die mich über diese Zeit liebenswürdig begleitet haben: Familienangehörige, echte Freunde, kritisch denkende Kollegen und eine stetig wachsende Zahl (derzeit bereits mehr als 55.000) an Abonnenten meines YouTube-Kanals, die mir mit ihren Kommentaren immer wieder Kraft gegeben haben.

Ich möchte mich aber auch – so paradox das nun klingen mag – bei all jenen bedanken, die mich in das Fadenkreuz der Kritik gestellt haben, die mich oftmals auch äußerst untergriffig angegangen sind, und bei all jenen Kollegen, die den Kontakt mit mir abgebrochen haben, die mich zum Teil auch aufs Mieseste denunziert haben, die mich wider besseren Wissens als Feind der Wissenschaft, als „unbelehrbaren Querdenker" bezeichnet haben („Querdenker" war ja vor Corona eine Qualitätsbezeichnung), und auch bei all jenen, die mir als Reaktion auf meine auch demonstrierte Position die Freundschaft gekündigt haben: Euch allen verdanke ich einen Aufwachprozess, einen Reifungsschub und einen eigentlich unbezahlbaren Entwicklungsschritt. Erst durch Euch habe ich gelernt zu erkennen, was wahre Freunde sind. Durch Euch bin ich den Ballast berechnender Zweckfreundschaften losgeworden. Durch Euch habe ich meine blauäugige Naivität verloren und stelle mit großer Begeisterung fest, dass man auch in meinem fortgeschrittenen Alter noch zu Entwicklungen der eigenen Persönlichkeit und zu Veränderungen des persönlichen Umfeldes fähig ist, für die man einfach nur dankbar sein kann. So elend und traurig, so ernüchternd und verletzend die gesamte Corona-Situation für mich zeitweise auch war, ich darf mit größter Freude und auch mit unendlicher Dankbarkeit feststellen, dass ich durch die Situation, die durch Corona geprägt war, viele unglaublich wertvolle Menschen kennenlernen durfte, mit denen ich nun die Ehre und das Vergnügen habe, Zeit verbringen und mit ihnen kommunizieren zu dürfen, was eine neue Qualität des Bewusstseins und Zusammenlebens, der Kommunikation und gemeinsam verbrachter Stunden bedeutet, die bei Weitem wertvoller sind und schwerer wiegen als das, was ich in diesen Jahren vielleicht verloren habe und/oder aufgeben musste.

Meine medialen Aktivitäten beschränkten sich in dieser Zeit darauf, immer dann, wenn es „unter den Nägeln brannte“, wieder ein Video auf YouTube zu stellen. Besonders möchte ich hierbei einen Clip hervorheben, für den ich – zumindest anfangs – von meiner Frau herbe Kritik einstecken musste. Ich hatte hierfür den Titel »Demokratie in Gefahr«[(9)] gewählt. (Dieser Clip ist nach wie vor auf YouTube abrufbar.) Anlass für diese Darstellung war das zunehmende Gefühl (und das war schon im Sommer 2020 so!), dass mein geliebtes Heimatland Österreich – wie auch meine zweite Heimat, zu der Deutschland ja geworden war – sich in einer subjektiv empfunden dramatischen Art und Weise von einer Demokratie in eine (Meinungs-)Diktatur mit spürbar faschistischen Zügen veränderte.

Die mediale Präsenz zeigte auch gewisse Effekte. So durfte ich im August 2020 der von mir äußerst geschätzten Frau Magistra Schmidtkunz im öffentlich-rechtlichen Rundfunk (Radio Ö1) ein Interview[(10)] geben, das offensichtlich ebenfalls einen erheblichen Zuhörerkreis erreichte. Hierzu eine kleine Bemerkung, durchaus mit einem Augenzwinkern: Das Interview war letztlich länger als die Sendezeit, und so wurden verständlicherweise einige Dinge herausgeschnitten. Darunter fand sich auch eine Feststellung meinerseits, nämlich dass es (schon damals!) höchste Zeit wäre, dass der Bundespräsident der Republik Österreich endlich und unmissverständlich Position beziehen sollte gegen die genannten Entwicklungen in diesem Land und dass, sollte er es nicht tun, dies wohl zwangsläufig zu der Frage führen würde, ob wir dieses Amt in Österreich überhaupt noch brauchen. Damals dachte ich: *„Vielleicht war es gar nicht so schlecht, dass dieser Teil des Interviews nicht gesendet wurde.“* – eine Einschätzung, die ich heute wohl anders formulieren würde.

Offensichtlich erreichte ich mit meinen Mitteilungen auch bestimmte Medientreibende, und es war zwar nicht erwartet, aber offensichtlich eine erfreuliche Situation, ein Wink des Schicksals, dass ich im Dezember des Jahres 2020 plötzlich einen Anruf erhielt. Am anderen Ende der Leitung war ein gewisser Herr Wolfgang Sendlhofer. Wir vereinbarten zeitnah einen Besprechungstermin, da er mir ein Projekt vorstellen wollte.

Einen Tag nach meinem Fernsehgespräch bei RTV(11) setzten wir uns also am 8.1.2021 zusammen, und er unterbreitete mir die Idee eines Filmprojektes: *„Ein Experte spricht mit Experten.“* Um ehrlich zu sein, war ich davon anfangs nicht besonders angetan, und das aus mehreren Gründen. Ich war zu diesem Zeitpunkt bereits massiv ausgelastet, einerseits durch zahlreiche Beratungsgespräche in meiner Praxis zum Thema Corona, andererseits im Labor durch zum Teil gigantische Einsendezahlen, die von „meiner“ Mannschaft in Hannover zwar bravourös abgearbeitet wurden, allerdings natürlich auch immer wieder meine Präsenz erforderlich machten. Ein weiterer Punkt war, dass dieses Format ja für mich etwas ganz Neues war, da ich üblicherweise – und auch das nur sporadisch – auf der anderen Seite des Mikrofons gestanden hatte, nämlich ein Interview *gegeben* hatte, und nun sollte ich die Position zu der des Interviewers wechseln.

Herr Sendlhofer (mit dem ich noch am gleichen Tag per Du wurde) war aber von der Idee so überzeugt, man könnte es im positiven Sinne gesagt sogar als „besessen“ bezeichnen, und von einer derartigen Überzeugungskraft, dass schon nach einer Stunde (also zu einem Zeitpunkt, zu dem das Gespräch eigentlich hätte beendet werden sollen) klar war, dass wir uns darum bemühen würden, dieses Projekt so gut wie möglich umzusetzen, und – man soll ja auch ehrlich bleiben – natürlich war es auch eine große Ehre und eine unverhohlene Wertschätzung meiner bis dahin geleisteten Aufklärungsarbeit, dass Wolfgang über seine Firma Moviemedia gerade mich für diese Rolle auserkoren hatte. Einigen von Ihnen wird das Ergebnis dieser Kooperation bekannt sein. Statt einer ursprünglich für 45 Minuten vorgesehenen Dokumentation, entstanden vier doppelt so lange Dokumentationen, die dann unter dem Titel »Corona – auf der Suche nach der Wahrheit«[12] über *ServusTV* ausgestrahlt wurden und mit zu den meistgesehenen Dokumentationen dieses Senders geworden sind. Ich bin der tiefen Überzeugung, dass ein Zeitpunkt kommen wird, an dem diese Dokumentationen auch einen historischen Wert erlangen werden, und das nicht wegen mir, sondern wegen der unglaublich beeindruckenden Persönlichkeiten, die ich im Rahmen dieser Produktion interviewen durfte.

Nun stellt sich natürlich die Frage, was ich in diesem Zusammenhang noch in die Einleitung dieses Buches mit hineinnehmen kann oder sollte. Eine Beschreibung der Gespräche, die ich führen durfte, würde ja allein schon mehrere Bücher füllen. Was allerdings durchaus erwähnenswert ist, da es die „Bösartigkeit" der gesamten Corona-Strategie sehr gut zu illustrieren vermag, ist ein Gespräch mit Professor Klaus Püschel in Hamburg. Ich kannte Professor Püschel natürlich bereits vor dem Gespräch, war er doch jener Gerichtsmediziner, der einen der wesentlichen krankmachenden Mechanismen im Rahmen der SARS-CoV-2-Infektion identifiziert hatte, nämlich ein erhöhtes Gerinnungsgeschehen.

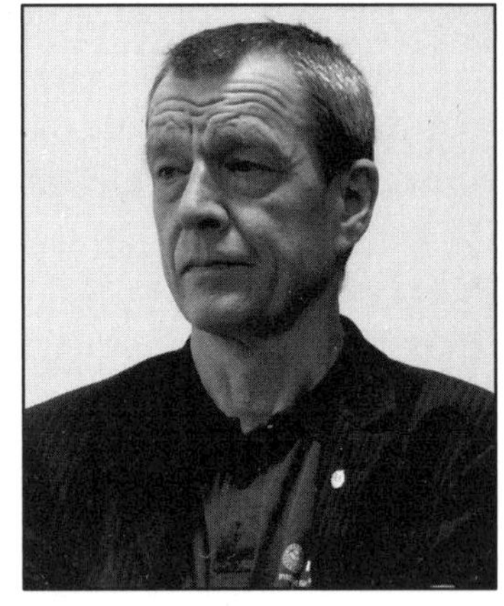

Abb. 2: Prof. Klaus Püschel

Das gültige Narrativ dieser Zeit war (und ist es zum Teil ja noch immer) darauf begründet, die Infektion als möglichst dramatisch darzustellen. Dies war ja auch durch die Zählweise der Infektionsfälle und Todesfälle eindeutig und unmissverständlich demonstriert worden, vor allem aber dadurch, die Krankheit als nicht behandelbares und somit schicksalhaftes Ereignis noch zusätzlich zu dramatisieren. Insofern waren die Tätigkeit von Professor Püschel und seine Erkenntnisse von den Befürwortern des Narrativs als kontraproduktiv eingestuft worden.

Im Wissen um die Gefahr unkontrollierbarer Gerinnungsgeschehen mit der Folge von Gerinnselbildungen, nicht nur in kleinsten Gefäßen, sondern auch in den großen Venen des Körpers, wurde die Verabreichung von Gerinnungshemmern ein standardisierter und unverzichtbarer Teil der Therapie, womit Professor Püschel vermutlich zig-, wenn nicht sogar hunderttausenden Menschen das Leben gerettet hat. Warum ich das hier erwähne? Weil das Robert-Koch-Institut (RKI) doch tatsächlich so dreist war[(13)], den Versuch zu unternehmen, von Obduktionen von COVID-19-Verstorbenen abzuraten. Dies widerspricht auf allen Ebenen dem Auftrag der modernen Medizin, insbesondere bei neu auftretenden Krankheiten neugierig zu sein, wissenschaftlichen Erkenntnisgewinn zu fördern und damit eine Krankheit besser analysieren, diagnostizieren und im Endeffekt auch therapieren zu können.

Die Dramatik der Erkrankung wurde auch durch Horrorzahlen (insbesondere aus Italien und den USA) gefördert. Bedauerlicherweise hat die Wissenschaft auch hier versagt. Die Kommunikation wesentlicher Aspekte wurde im großen Umfang unterbunden. Eine der zentralen Fehlreaktionen in Italien war beispielsweise, dass Patienten nach klinischer Besserung im noch infektiösen Stadium in Altersheime rückverlegt wurden, dort vulnerable Gruppen[(14)] zum Teil massenhaft angesteckt haben und damit Todeszahlen nach oben trieben. Ein weiterer Faktor war, dass Patienten, die – wie es die Natur dieser Krankheit mit massivem Befall der Lunge mit sich bringt – eine verminderte Sauerstoffsättigung des Blutes hatten, bereits frühzeitig intubiert und künstlich beatmet[(15)] worden waren, was (wie wir heute wissen) die Sterblichkeit deutlich nach oben getrieben hat.

Andere Horrorgeschichten kamen aus den USA. Die Situation soll durch meine Ausführungen jetzt nicht bagatellisiert werden, und zweifellos war die Lage für bestimmte Bevölkerungsgruppen insbesondere in New York dramatisch. Allerdings bedarf auch das einer akribischen Analyse. Als relevant haben sich folgende Aspekte herauskristallisiert, um es auf einige Punkte herunterzubrechen: Es war aus China bekannt, dass unter anderem Bluthochdruck und Diabetes[(16)] (also Zuckerkrankheit) wesentliche Risikofaktoren für einen schweren Verlauf von COVID-19 darstellen. Nun muss man wissen (und das wurde auch später durch Studien zweifelsfrei nachgewiesen), dass in den USA zwei Faktoren die Verläufe nennenswert beeinflusst haben, die sich bedauerlicherweise gerade in der Stadt New York auf besonders problematische Art und Weise miteinander verknüpft haben: einerseits Übergewicht und andererseits Armut.

Es ist eine Binsenweisheit, dass Armut häufig gekoppelt ist an Arbeitslosigkeit und dass Arbeitslosigkeit, bedingt durch das damit verbundene sehr geringe Budget, zwangsläufig zu ungesunder

Ernährung führt. So konnte man retrospektiv dann feststellen, dass die für New York ja sprichwörtliche hohe Sterblichkeitsrate genaugenommen nur die ärmeren Bezirke in dieser Stadt betroffen hat und dort in erster Linie die dunkelhäutige Bevölkerung.

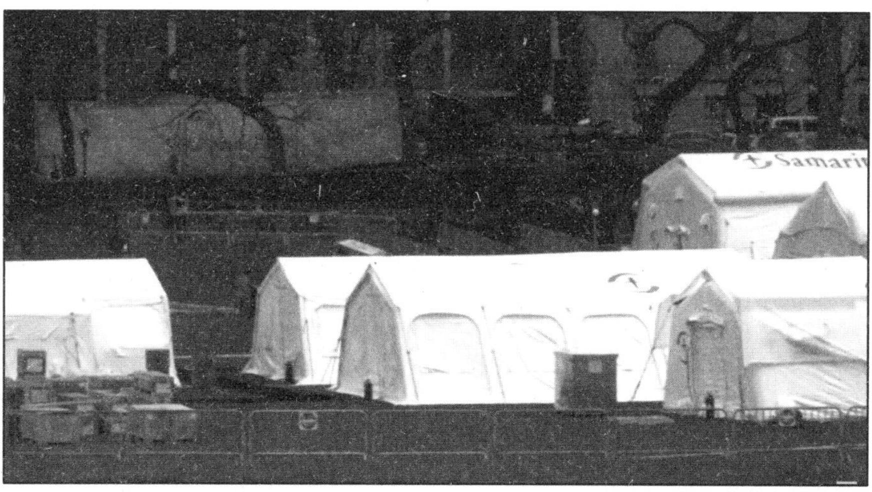

Abb. 3: Im Central Park von New York City hatte man ein provisorisches Zeltkrankenhaus aufgebaut, welches von der Wohltätigkeitsorganisation Samaritan's Purse betrieben wurde, um die Überzahl an Coronavirus-Patienten aus dem Mount-Sinai-Krankenhaus in New York behandeln zu können.

Im Gegensatz dazu war diese überdurchschnittlich hohe Wahrscheinlichkeit tödlicher Verläufe in reichen Bundesstaaten nicht festzustellen. Zweifellos spielen die Bevölkerungsdichte und die Nutzung öffentlicher Verkehrsmittel, die mit einem längeren Aufenthalt in geschlossenen Räumen inmitten größerer Menschenansammlungen einhergeht, auch eine erhebliche Rolle.

Nun, nach Schilderung der Ausgangssituation stellt sich natürlich die Frage: „*Warum so ein Buch?*“ Gibt es nicht schon genügend Literatur zu diesem Thema? Auch hier muss ich zugeben, dass ich verständlicherweise gezögert habe. Irgendwie musste ich dabei auch an die Situation denken, die ich im deutschen Fernsehen kritisiert hatte, nämlich dass prominente Leute, die in Filmen spielen, singen, Talkshows moderieren und Ähnliches, dann zu allem Überfluss auch noch in Kochshows auftreten müssen (Schlagwort „Lanz kocht"! – Herr Lanz hat bei Corona mit seiner Talkshow eine dermaßen unrühmliche Rolle gespielt, dass er sich auch hier eine kritische Erwähnung mehr als verdient hat). Ich habe eine natürliche Skepsis gegenüber Leuten, die meinen, überall dabei sein zu müssen, die sich medial unbarmherzig in den Vordergrund spielen und die neben sich weder eine andere Person noch eine andere Meinung dulden.

Ich möchte hier zu meiner Ehrenrettung sagen, dass ich viele Interview-Angebote, unter anderem von *ServusTV*, abgelehnt hatte mit dem Hinweis, dass es zahlreiche andere Personen gibt, die mindestens meine Qualifikation haben und die auch den moralischen Anspruch haben und äußern dürfen, gehört zu werden. Ich möchte an dieser Stelle ein Versprechen abgeben: So sehr es auch verlockend sein mag und Quote bringt, Bekanntheitsgrad steigert und sich vielleicht auch finanziell auswirken würde, Haditsch wird weder beim Musikantenstadl auftreten noch in einer Kochshow. Doch zurück zu der Frage „*Warum so ein Buch?*": Ich denke, dass es bisher versäumt wurde, die komplexe Thematik der Immunisierung in einer kompakten, kritischen Darstellung einem Laien-Publikum näherzubringen. Ob mir das gelungen ist, werden Sie, geschätzte Leser, am Ende dieses Buches zu beurteilen haben.

„Warum gerade ich?" Auch diese Frage hat sich gestellt, insbesondere in den sehr wertvollen Gesprächen mit dem Initiator dieser Idee, Herrn Jan van Helsing. Anfangs gab es durchaus unterschiedliche Konzepte von einem Kollegium als Autorengruppe über die Schiene der Darstellung der Dokumentationen für *ServusTV* bis dahin, dass ich das Privileg eingeräumt bekomme, dieses Buch zu schreiben. Also auf die Frage *„Warum gerade ich?"*, kann ich nur sagen: *„Weil ein Experte in DIESEM Bereich, namentlich Jan van Helsing*(17)*, es mir zutraut."*

„Warum jetzt?" Nun, wenn wir ehrlich sind, ist das Thema Corona ausgelutscht. Die Leute sind genaugenommen froh, dass sie von dieser monofokalen Thematik, die sie gebetsmühlenartig jeden Tag von Anfang bis Ende begleitet hat, nun endlich erlöst sind. Für viele scheint vordergründig damit das Thema durch zu sein. Viele wünschen sich nichts anderes als ein wieder „normales" Leben. Und genau hier hakt die Frage *„Warum jetzt?"* ein. Weil jetzt der Moment gekommen ist, die letzten drei Jahre aufzuarbeiten. Und bei einer Analyse dessen, was in den letzten drei Jahren geschehen ist, kommt man nicht umhin, auch all die Prozesse, die im Zusammenhang mit der Immunisierung geschehen sind, einer sachlichen Prüfung zu unterziehen. Die Pflicht dazu leitet sich vor allem durch die Schäden ab, die gerade mit dieser Maßnahme bei der Bevölkerung verursacht worden sind. Und damit meine ich jetzt nicht nur die akuten, mittelfristigen und eventuell noch zu erwartenden langfristigen Schäden durch die Injektion einer experimentellen Substanz, sondern auch die sozialen, psychologischen, pädagogischen, wirtschaftlichen und letztlich auch rechtlichen Implikationen, die damit Hand in Hand ge-

gangen sind und dringend einer strukturierten Darstellung und in der Folge hoffentlich auch einer konsequenten rechtlichen Aufbereitung bedürfen.

So möchte ich mich jetzt mit Ihnen auf einen Spaziergang begeben. Ich hoffe, dass ich für die grundsätzlich doch ernste Thematik Formulierungen finde, die Sie einladen weiterzulesen. Ich verspreche Ihnen, mit dieser Abhandlung nicht nur den Finger in verschiedene Wunden zu legen, die Dramatik der Situation darzustellen und Negativ-Emotionen zu wecken, sondern gegen Ende dieses Buches auch positive Aspekte einzubringen, Hoffnung zu geben, Zuversicht – und damit auch die Möglichkeit, der Zukunft viel Positives abgewinnen zu können.

Richard P. aus Wels hatte sich aufgrund seiner beruflichen Außendiensttätigkeit zur Impfung überreden lassen. Er war ein sportlicher Mann Ende der 50er ohne gesundheitliche Probleme. Nach der zweiten Corona-Impfung bekam er gravierende Herzprobleme. Von zwei Ärzten aus Linz wurde ihm ein Impfschaden bescheinigt. Bei der darauffolgenden Reha im Juli 2022 wurde er als „Long-COVID"-Patient geführt. Als er darauf hinwies, dass das nicht korrekt sei, wurde ihm vom Reha-Personal erklärt, dass dies eine Anweisung der Rehaklinik sei!

(Name des Patienten und der Klinik sind mir bekannt)

Kapitel 1
Abwehr von Infektionserregern

Um die komplexe Thematik der Immunisierung nachvollziehen zu können, ist es unerlässlich, erst einmal die Grundprinzipien der Abwehr von Infektionserregern zu verstehen. Diese Schilderung soll allerdings nicht trockene Immunologie sein, und ich möchte auch gleich festhalten, dass die kommenden Ausführungen nicht an den Wissensstand von Experten angepasst sind und somit – um es verständlicher zu machen – auch gewisse Unschärfen in der Darstellung unvermeidbar sind. Mit dieser Bemerkung möchte ich nur vorbeugen, dass sich Kollegen oder andere Personen, die sich spezifisch mit den äußerst komplexen Zusammenhängen des Immunsystems detailliert und langjährig auseinandergesetzt haben, nun ereifern, dass meine Schilderung nicht detailgetreu dieses komplexe Schaltbild nachzeichnet.

Damit ich Sie einigermaßen in das Thema hineinführen kann, ist es wichtig, dass Sie sich vergegenwärtigen, dass sich der menschliche Körper grundsätzlich in einer lebensfeindlichen Umgebung befindet. Dies ist aber kein neues Phänomen. Bei all den kommenden Erklärungen ist zu berücksichtigen, dass wir heute mit unserem äußerst komplexen Körper im Hier und Jetzt nur deshalb überleben können, weil wir uns über Jahrmillionen mit unserer belebten Umgebung auseinandergesetzt haben und auf diese Art und Weise auch lernten, mit potenziell krankmachenden Einwirkungen der Umgebung umzugehen. Diese Begrifflichkeit wird Koevolution genannt, was bedeutet, dass wir zunehmend mit Fähigkeiten ausgerüstet wurden, die – je nach Weltbild – entweder von Gott so vorgeplant waren oder sich nach dem Prinzip „survival of the fittest“ (Überleben der Anpassungsfähigsten), also nach dem Darvin’schen Prinzip herausselektiert haben.

Klar ist eines: All jene Vorgänger von uns, die nicht in der Lage waren, mit dieser belebten Umgebung zurechtzukommen, sind nach einem natürlichen Ausleseprinzip ausgeschieden, waren also nicht überlebensfähig. Das bedeutet, dass die Menschheit während ihrer Entwicklung durchaus auch Rückschläge einstecken musste, dass aber letztlich eine ausreichende Anzahl an Menschen in der Lage war, die feindliche Umgebung zu bekämpfen und zu überleben, und nicht nur das, sie verstand sich trotz dieser plastisch ausgedrückt widrigen Verhältnisse auch zu vermehren und – und auch das ist eine wichtige Erkenntnis – diese erworbenen Verteidigungsmöglichkeiten an die nächste Generation weiterzugeben. Einerseits erfolgte das direkt in Form von Kampfeinheiten, andererseits – und das ist eine fantastische Erkenntnis – dadurch, dass der nächsten Generation eine offene, freie, gestaltungsfähige Materie in die Hand gegeben wurde, mit der sie sich auch flexibel auf neue Bedingungen einstellen konnte.

Natürlich gab es auch Situationen, in denen trotz all dieser herausragenden Möglichkeiten der Verteidigung letztlich auf individueller Ebene die feindliche Umwelt gewonnen hat und Menschen beispielsweise an Infektionen verstorben sind. Aber gerade hier gilt es, ein paar Grunderkenntnisse zu berücksichtigen: In all diesen Jahrmillionen gab es bisher keinen einzigen Krankheitserreger, der gleichzeitig so krankmachend (pathogen) und ansteckend (infektiös) war, dass er die Menschheit so nachhaltig hätte dezimieren können, dass sie vom Aussterben bedroht gewesen wäre. Dadurch bedingt kam es zwar immer wieder im Rahmen von Infektionsgeschehen zu einer mehr oder minder starken Beeinträchtigung der Zahl von Menschen in bestimmen Regionen (endemisches Geschehen) oder überregional (je nach Ausbreitung und Mobilität der einzelnen Individuen; Pandemie), unterm Strich war jedoch der Mensch durch seine Ausrüstung in Form des Immunsystems einerseits, durch seine Intelligenz und Anpassungsfähigkeit, gepaart mit Verhaltensänderungen andererseits, stets in der Lage, Krankheitserreger früher oder später zurückzudrängen und die Arterhaltung zu bewerkstelligen.

Bevor ich jetzt auf die Details des Immunsystems eingehe, möchte ich natürlich auch noch erwähnen, dass die Kreativität, der Erfindungsgeist, die Neugier und der Forschungsdrang des Menschen auch Hilfsmittel für die Selbstverteidigung geschaffen haben. Das beginnt bei einfachen Hygienemaßnahmen (wie zum Beispiel Händewaschen oder der Verzicht aufs Händeschütteln) und endet bei der Entwicklung von antiinfektiösen Substanzen (Antibiotika, Virostatika, Antimykotika, Antiparasitika) und der Verbesserung der Immunsituation durch vorsorgliche Maßnahmen wie Schutzimpfungen oder auch der Gabe vorgefertigter Abwehrstoffe (sogenannter Immunglobuline). Und mittendrin steckt unsere Psyche: wie wir durch psychoneuroimmunologischen Studien wissen spielt die Psyche eine nach wie vor hochgradig unterschätzte Rolle bei der Bewältigung unterschiedlichster Krankheiten, darunter auch von Infektionen (Angst führt zur „Abwehrschwäche“). Hervorragende weitere Information dazu findet man bei den Ausführungen meines sehr geschätzten Kollegen Prof. Dr. Christian Schubert aus Innsbruck.

Zwar waren Infektionskrankheiten vor der Entwicklung entsprechender Medikamente lebenszeitverkürzend (je nach Region im unterschiedlichen Maß), allerdings muss es auch in den Zeiten, die wir nicht überblicken, so gewesen sein, dass die mittlere Lebenserwartung zumindest so hoch war, dass die nächste Generation nicht nur geboren, sondern auch bis zu einer gewissen Phase erzogen beziehungsweise aufgezogen werden konnte. Sonst wären wir ja ausgestorben. Was als Besonderheit durchaus Berücksichtigung finden muss, ist, dass naturgemäß die Ausbreitung von Krankheitserregern auch von verschiedenen Umgebungsfaktoren abhängig ist. So gibt es einige Krankheitserreger, die in Abhängigkeit von der Temperatur eher zu Infektionen führen (man kennt das von der Häufung von Erkältungskrankheiten bei uns in der kalten Jahreszeit), aber es gibt auch welche, die sich beispielsweise besonders gut in einem feuchten Milieu halten, oder solche, die spezifischer Vektoren (Überträger) bedürfen (wie zum Beispiel durch spezifische Blutsauger übertragbare Erkrankungen wie Gelbfieber, Malaria, Schlafkrankheit), oder auch jene, die sich besonders gut in größeren Menschengruppen ausbreiten können („ansteckende Krankheiten").

Schon alleine aus dieser Schilderung ist herauszulesen, wie komplex das Thema Infektionskrankheiten und deren Ausbreitung ist. Umso erfreulicher, ja sensationeller ist die Tatsache, dass das menschliche Immunsystem grundsätzlich in der Lage ist, all diese Variablen zu berücksichtigen und Verteidigungsmechanismen zum Teil gezielt zu aktivieren oder aber mit vielen dieser Situationen durch angeborene Möglichkeiten der Selbstverteidigung effektiv umzugehen.

Versuchen wir jetzt – und ich ersuche Sie, sich einfach mal auf dieses Gedankenexperiment einzulassen –, den menschlichen Körper mit einem simplen Modell darzustellen: Stellen wir uns den menschlichen Körper als eine Festung vor, die in einem heiß umkämpften Gebiet versucht, ihren Einwohnern Sicherheit zu bieten. Betrachten wir einmal so eine Festung, dann werden wir feststellen, dass es unterschiedliche Verteidigungslinien gibt: rundherum ein Wassergraben, in der Folge dicke Mauern, im Inneren der Festung Polizei beziehungsweise Militär mit spezifischen Waffen, aber auch andere kräftige oder talentierte Menschen, die im Notfall mobilisiert werden können, beziehungsweise solche, die von Natur aus sozusagen als Zivilschutzabteilung ihren Dienst versehen. Zur Koordination all dieser Verteidigungselemente gibt es natürlich auch eine Schaltzentrale, einen Schulungsraum und – um nicht alle Schulungsunterlagen jedes Mal wieder neu gestalten zu müssen – ein Archiv.

In vergleichsweise friedlichen Zeiten reichen die Barrieren (also der Wassergraben und die Festungsmauer) aus, um etwaige Angreifer abzuhalten, die in hoffnungsloser Selbstüberschätzung auf die blöde Idee kommen, in die Festung eindringen zu wollen. Verglichen mit dieser Festung werden diese Aufgaben im menschlichen Körper zum Beispiel von dem die Schleimhaut überziehenden Schleim beziehungsweise dem Säureschutzmantel der Haut (das ist sozusagen der Wassergraben) und dem darunterliegenden Epithel (entspricht der Festungsmauer) erfüllt.

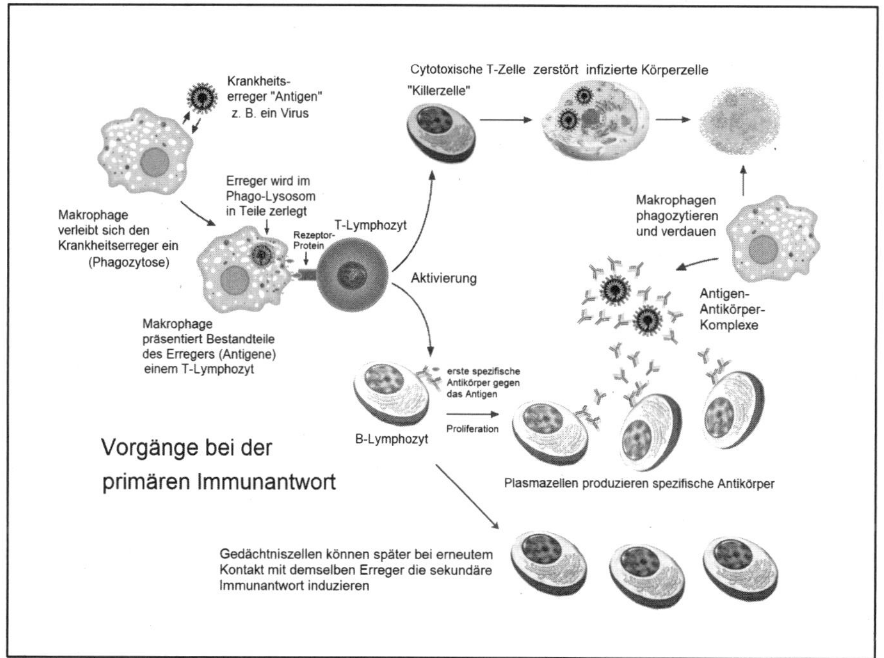

Abb. 4: Das Immunsystem: Es bezeichnet in der Immunologie alle Moleküle und Zellen, die in einem Lebewesen an der Abwehr potenziell schädlicher Moleküle und Zellen (Immunreaktion) beteiligt sind.

Auf die Infektiologie umgelegt bedeutet das zum Beispiel im Bereich der Schleimhäute, dass Keime, die eindringen, durch den zugehörigen Schleim gebunden werden (nicht ohne Grund finden sich Schleimhäute ja in jenen Bereichen, wo wir auch Körperöffnungen haben, über die Erreger grundsätzlich in den Körper gelangen könnten). Zum Teil werden diese Abwehrmechanismen in ihrer Abwehrfunktion auch durch andere physikalische Maßnahmen, wie zum Beispiel Filter (Nasenhaare), unterstützt.

Kommen wir wieder auf unser Modell zurück: Unterhalb des Schleimes liegt üblicherweise ein Epithel, also eine geschlossene

Zelllinie, so wie man sich die Festungsmauer aus vielen Ziegelsteinen zusammengesetzt vorstellen könnte. Es ist klar, dass hier und da mal ein Ziegelstein herausbricht. Hier wird dann ausgebessert, eingefügt, nachgeschoben. Genaugenommen ist letztere Funktion jene, die in typischer Art und Weise im menschlichen Körper realisiert ist, nämlich dass Zellen aus der Tiefe nachgeschoben werden. Und oberflächliche Zellen, die ihre Funktion nicht mehr im vollen Umfang erfüllen können beziehungsweise gealtert sind, werden abgeschilfert und abgegeben. Sollten sie zu diesem Zeitpunkt infiziert sein, reißen sie die Infektionserreger, die in ihrem Zellinneren liegen, sozusagen mit ins Verderben, indem sie selbst absterben und durch verschiedene Mechanismen zerlegt beziehungsweise eliminiert werden. Was wir natürlich auch berücksichtigen müssen, ist, dass hier und da auch die Zugbrücke runtergeht. Das heißt: Diese eigentlich hervorragende Verteidigungslinie kann an manchen Orten Lücken aufweisen, zum Beispiel durch Schleimhautverletzungen, wie wir sie beispielsweise im Minimalbereich zweimal am Tag durch das Zähneputzen erleiden – zumindest jene, die die allgemeingültigen Prinzipien der Körperpflege auch betreiben.

Auch hier kommt es zu Minimaltraumata, und dies verläuft üblicherweise ohne eine bleibende Schädigung der Gesundheit, und zwar durch folgenden Mechanismus:

Gehen also zwischendurch einmal die Tore der Festung auf oder die Hängebrücke wird runtergelassen, dann ist das natürlich sozusagen auch eine „Einladung“ für Feinde der Festung, die (zum Teil durchaus auch mit dem Versuch der Tarnung oder des Ansturms) versuchen, die Festung einzunehmen. Gehen wir von einer Standardsituation aus, dann handelt es sich hierbei schlicht und einfach um Feinde, die – ohne zusätzliche Ausstattung mit spezifischen oder gefährlichen Waffen – einfach kraft ihrer Körpergröße, ihres Bewegungstalentes, ihrer Zahl oder vielleicht auch sonstiger günstiger Umgebungsbedingungen den Weg in die Festung nutzen. Umgelegt auf unser Modell kämen hier jene Elemente zum Einsatz, die ich als Zivilstreife oder als zivile Verteidigungseinheit bezeichnet habe, also jene, die kraft ihrer natürlichen Fähigkeiten in der Lage sind, diese Eindringlinge in Schach zu halten und entweder zu verprügeln, zu verhaften, wieder rauszuwerfen oder – und das ist das Häufigste – umzubringen.

Gestatten Sie mir bitte an dieser Stelle eine Bemerkung in eigener Sache: Ich bin von Natur aus Pazifist, und das mit der tiefen Überzeugung, dass Gewalt Gegengewalt auslöst und nur selten zu einer nachhaltigen Lösung eines Problems führen kann. Im Rahmen meiner Ausbildung und auch der klinischen Erfahrung, die ich als Arzt genießen durfte, musste ich allerdings „ernüchtert" zur Kenntnis nehmen, dass eine Infektion, umgelegt auf den pathophysiologischen Mechanismus (die typischen schädigungsrelevanten Abläufe im menschlichen Körper), mit einem Krieg gleichzusetzen ist. So ist auch meine Ausdrucksweise zu interpretieren, soll aber nicht als Verherrlichung von Gewalt verstanden werden. Wir müssen allerdings an dieser Stelle berücksichtigen, dass der komplexe menschliche Organismus Millionen von Kämpfern aufbringen muss, die im Fall einer Infektion bereit sind, ihr eigenes Leben zu opfern, um das Überleben des Gesamtorganismus zu gewährleisten (das sind in erster Linie unsere weißen Blutkörperchen, also die Leukozyten, Lymphozyten und Monozyten) – Eiter ist beispielsweise eine sichtbare Menge von weißen Blutkörperchen, die ihr Leben geopfert haben, um unser Überleben zu gewährleisten.

Lassen Sie uns nun auf unseren Vergleich zurückkommen: Das häufigste Ergebnis ist also, dass diese Zivilstreifen die Eindringlinge umbringen. Hier stellt sich natürlich die Frage: Woran erkennen sie diese Eindringlinge als Feinde, und wo und wann haben sie gelernt, diese außer Gefecht zu setzen? Die Antwort darauf lautet: Sie haben es von Natur aus mitbekommen. (Bitte denken Sie einfach im Vergleich mit der Natur: Wieso weiß eine Maus, dass sie vor einer Schlange flüchten muss?) Übertragen auf den menschlichen Körper sind jene Elemente, die in der Lage sind, ohne zusätzliche Ausbildung den Feind zu erkennen und zu neutralisieren, Teile unseres angeborenen Immunsystems. Dazu gehören Verteidigungsmechanismen, die in Form von zellulären Elementen sozusagen in den Nahkampf gehen (natürliche Killerzellen), aber auch unspezifisch agierende Fresszellen, die einfach alles Fremde wegräumen, oder auch im Körper befindliche Abwehrstoffe (sogenannte Antikörper).

Grundsätzlich ist es wichtig zu unterscheiden zwischen der sogenannten zellulären Immunität (wo also Zellen dafür verantwortlich sind, Eindringlinge zu vernichten) und der sogenannten humoralen Immunität (die aus üblicherweise flüssigkeitslöslichen Abwehrstoffen besteht, die entweder die Aufgabe haben, Eindringlinge zu immobilisieren beziehungsweise zu neutralisieren oder sie nur zu markieren und damit andere Elemente der Verteidigung auf den Eindringling aufmerksam zu machen). Alleine die Elemente des angeborenen Immunsystems sind bereits in der Lage, einen Großteil der uns umgebenden potenziellen Krankheitserreger zu vernichten. Wie wichtig die Rolle dieser Verteidigungslinien ist, erkennt man an jenen bedauerlichen Kindern, die mit Immundefekt auf die Welt kommen und sich gegen die belebte Umgebung, in die sie hineingeboren werden, nicht zur Wehr setzen können. Mit Sicherheit haben Sie irgendwann schon einmal Bilder gesehen oder Berichte gehört von Kindern, die in sogenannten Sterilzelten aufwachsen (müssen), weil sie sich in keiner Art und Weise gegen jene Keime verteidigen können, die selbst in sogenannten „sauberen Räumen" in der Luft schweben oder auf Oberflächen vorhanden sind. Besonders erschütternd ist, dass diese Kinder auch auf jede Form eines direkten Körperkontaktes, wie zum Beispiel eine direkte Umarmung durch Eltern, Großel-

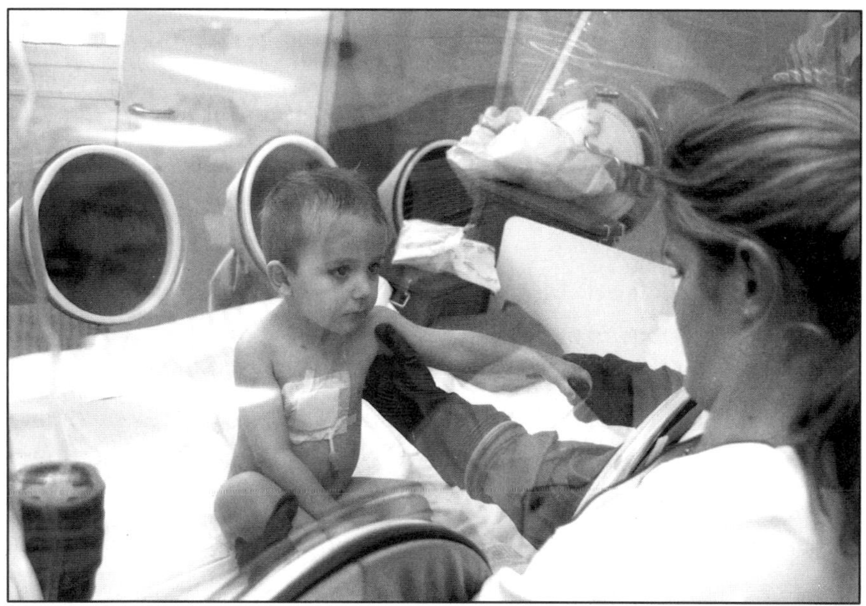

Abb. 5: Beispiel eines Kindes mit einer Immunschwäche, das sich in einem Sterilzelt befindet und von einer Krankenschwester betreut wird.

tern oder Freunde, verzichten müssen. (Das dürfen wir uns an dieser Stelle durchaus bewusst machen und dem Immunsystem dankbar sein, dass es diese Formen des Kontaktes ohne stete Gefahr um Leib und Leben überhaupt erst ermöglicht, also: Vielen Dank, liebes Immunsystem!)

Wenn wir hier diesen Vergleich weiterspinnen wollen, dann wäre das Immunsystem sozusagen ein computergesteuertes Verteidigungssystem, wobei der Computer grundsätzlich schon einmal ein Betriebssystem hat, das gleichzeitig auch über eine Basis-Antivirussoftware verfügt, und die benannten Teile des angeborenen Immunsystems wären also bereits basisbewaffnete Verteidigungskräfte. Daneben gibt es sprichwörtlich ein Hochhaus, vollgestopft mit Rohlingen. Diese können, je nach Bedrohung, für jeden einzelnen Eindringling, der das Betriebssystem, Abläufe im Zentralcomputer der Schaltzentrale, aber auch die Bevölkerung innerhalb der Festung gefährden könnte, mit spezifischer Abwehrinformation (Antivirussoftware) beschrieben werden, und man kann damit verfügbare weitere Verteidigungskräfte mit neu programmierten Waffen ausstatten. All diese unterschiedlichen Bereiche der Festung werden durch das Zusammenspiel vor- und aktuell neu-programmierter Verteidigungssysteme gegen Eindringlinge verteidigt, und wenn diese neutralisiert sind, werden alle zur Verteidigung vor diesem Feind nötigen Informationen in einem Archiv abgelegt. Genau das Gleiche macht unser Immunsystem in Form des sogenannten adaptiven (lernfähigen) Immunsystems.

Kehren wir bitte an dieser Stelle wieder zurück zu unserem Denkmodell: Den Verantwortlichen in der Schaltzentrale unserer Festung ist klar, dass die Gefährdung nicht nur durch unbewaffnete Rüpel bei heruntergelassenen Hängebrücken erfolgt, sondern dass es in diesem heiß umkämpften Gebiet auch andere, speziell bewaffnete Angreifer gibt. Aus diesem Grund ist es eben notwendig, neben den Basiskämpfern auch Spezialkräfte zu schulen. Die Frage ist natürlich nun: Wo kann ich diese Sondereinheiten „trainieren" beziehungsweise in ihren Fähigkeiten beim Umgang mit den neu programmierten Waffen optimieren? Die Aufgabe dieser Schulungsräumlichkeiten wird bei unserem Immunsystem durch die sogenannten „antigenpräsentierenden Zellen" übernommen.

Was passiert hier? Bildlich gesprochen werden den Vertretern des Immunsystems (Spezialkräften) typische Merkmale potenzieller Eindringlinge präsentiert, wobei im Rahmen einer natürlichen Infektion hier die Erfahrungswerte jener Verteidigungselemente genutzt werden, die direkt am Geschehen beteiligt waren. Das bedeutet: Der Feind wird im Rahmen des Neutralisierungsprozesses in einer Art und Weise zerlegt und dargestellt, dass die typischen Charakteristika den Schülern (das sind sich differenzierende Verteidigungszellen oder im IT-Vergleich die durch neu beschriebene „Rohlinge" speziell programmierten Waffen zur (Selbst-)Verteidigung) im Schulungszentrum (antigenpräsentierende Zellen) so präsentiert werden, dass in Zukunft diese Schulklasse, diese Einheit der Verteidigung, den Feind sofort wiedererkennen würde und bei neuerlichem Kontakt (also wenn es wieder eine Attacke durch diesen Feind gäbe) bereits frühzeitig eine

Mobilisierung erfolgt und jene Kräfte zum Einsatz kommen, die den Feind schnell erkennen, um seine Schwachstellen wissen, ihn prompt inaktivieren können und damit im Vergleich zum Erstkontakt die Situation deutlich schneller und mit weniger Schäden bereinigen können.

Oftmals wird diese Situation dann in einer Art und Weise entschärft, dass der Rest, damit meine ich sozusagen die in der Festung lebende Bevölkerung oder auf den Körper übertragen den Körper selbst, diese Auseinandersetzung gar nicht als Störung wahrnimmt – es kommt also auch während dieser Aktion zu keiner Beeinträchtigung des öffentlichen Lebens in dieser Festung. Was im Rahmen dieser Schulung in den meisten Fällen passiert ist, dass die ja heterogen zusammengesetzte Klasse je nach ihren Fertigkeiten in unterschiedlicher Art und Weise in das gesamte und komplexe Verteidigungssystem integriert wird. Bildlich gesprochen: Die „Rambos" in der Klasse werden zu Kampfmaschinen ausgebildet, die in einer Eins-zu-eins-Auseinandersetzung den Feind innerhalb der Festung bekämpfen und eliminieren können. Die „Feinmotoriker" in der Klasse, die im direkten Kampf unterlegen wären, werden zu Scharfschützen ausgebildet, wobei das Schusstraining letzten Endes dazu führt, dass die Treffergenauigkeit optimiert wird. Die abgefeuerten Elemente finden in den Antikörpern, also in den Abwehrstoffen, ihr morphologisches Korrelat, die bessere beziehungsweise exaktere Trefferrate erfahrenerer Schützen bezeichnet man als „Avidität".

Während der Körper bei der Infektion mit lebenden „enthemmten" Erregern zu kämpfen hat, kann man sich durch medizinische Produkte (Immunisierung) viel Ärger ersparen. Ein Überfall von zum Teil schwer bewaffneten, gut trainierten, spezifisch ausgebildeten Eindringlingen bedeutet oftmals einen großen Verlust für die Verteidigungslinie der Festung (schwere und eventuell lebensbedrohliche Infektionskrankheit). Die Situation wird erst mit der Zeit durch verfügbaren Nachschub unter Kontrolle gebracht, und die Eindringlinge können im Falle des Überlebens eventuell nur unter großen Verlusten eliminiert werden. Wird die Festung eingenommen, bedeutet das den Tod. Im Simulationsfall läuft dieser Prozess durch eine künstliche Provokation von Abwehrmechanismen (Schutzimpfungen) wesentlich einfacher und mit weniger Verlusten ab.

Dieser Vorteil der Immunisierung wird in vielen Situationen allerdings um einen bestimmten Preis erkauft, der sich wohl am besten wie folgt schildern lässt, und damit hoffentlich auch nachvollziehbar ist: Wenn man einmal in der Realität einem gefährlichen Feind gegenübergestanden hat und dann um sein Leben rennen musste beziehungsweise nur mit Müh und Not mit dem Leben davongekommen ist, so merkt man sich das bis ans Lebensende. Eine theoretische Schulung kann kaum einen derartigen Effekt haben. Während einige natürliche Infektionen, insbesondere solche durch Viren, eine (möglicherweise lebens-)lange Immunität hinterlassen, sind bei Schutzimpfungen häufig sogenannte Auffrischungen erforderlich. Mit anderen Worten: Wenn ich Auszubildende zu Schulungszwecken ins Klassenzimmer hole und ihnen dort beibringe, anhand von Modellen den Feind zu erkennen, ist das üblicherweise nicht mit dem gleichen Lerneffekt verbunden, wie wenn lernfähige Einsatzkräfte in die Schlacht ziehen müssten und die „Überlebenden“ dann für den Rest ihres Lebens zusätzliche und nachhaltige Information gespeichert haben.

Wenn wir also nun von der „künstlichen“, also durch Medizinprodukte ausgelösten Immunisierung sprechen, so greifen im Prinzip sehr ähnliche Mechanismen wie bei der natürlichen Infektion, allerdings ist es naturgemäß ein Gebot der modernen Medizin, das mit der Maßnahme verbundene Risiko möglichst gering zu halten, insbesondere aber auch die grundsätzlichen Verteidigungsmöglichkeiten der Festung mit zu berücksichtigen (wie zum Beispiel Verteidigungsfähigkeiten und -möglichkeiten von Personen mit beeinträchtigtem Immunsystem).

Grundsätzlich lassen sich in der modernen Medizin drei Mechanismen zur Auslösung von körpereigenen Immunreaktionen unterscheiden: erstens sogenannte **Totimpfstoffe**, zweitens sogenannte **Lebendimpfstoffe** und drittens sogenannte **Interventionen durch Verabreichung von Erbsubstanz.** Ich möchte bei der Schilderung der Entstehung der erworbenen Immunität primär auf die Totimpfstoffe und die Lebendimpfstoffe eingehen, da diese unserem traditionellen Verständnis einer Schutzimpfung entsprechen. Auch würde es den Rahmen sprengen, hier näher auf die Leihimmunität einzugehen, also auf „verabreichte“ Antikörper, sei es nun durch passive Immunisierung, also die Verabreichung von Immunglobulinen, oder den Nestschutz durch seitens der Mutter während der Schwangerschaft bereitgestellte Antikörper. Nur so viel: In unserem Modell wären das Söldner beziehungsweise eine Fremdenlegion, die für eine bestimmte Zeit von außen zugekauft wird und entsprechend ihrer vorherigen Ausbildung limitierte Fähigkeiten besitzt.

Totimpfstoffe

Beginnen wir zuerst einmal mit den Totimpfstoffen: Um wieder zu unserem Denkmodell zurückzukehren, möchte ich hier ein passendes Beispiel anführen, und zwar die Verwendung von Phantombildern. Mit anderen Worten: Für das Klassenzimmer reicht in sehr vielen Situationen eine Abbildung des Angreifers (Foto, Phantombild), soweit typische und charakteristische Auffälligkeiten dargestellt werden, die auch einen nachhaltigen Eindruck bei den Schülern hinterlassen können, wie zum Beispiel ein oranges Käppi. Natürlich haben wir beim Phantombild üblicherweise nicht nur eine eventuelle Kopfbedeckung, sondern auch andere Äußerlichkeiten des Feindes zu berücksichtigen. Die moderne pharmazeutische Industrie versucht allerdings (und das ist ein fortschrittlicher Gedanke und eine durchaus erfreuliche Initiative), das Phantombild auf das Wesentliche zu reduzieren. Es geht also um charakteristische Oberflächenstrukturen des Eindringlings. Hierbei ist zu berücksichtigen, dass ein Merkmal alleine je nach Erreger unzureichend sein kann. Dies hängt von der Auswahl der Oberflächenstruktur ab und ob diese beispielsweise für den Feind charakteristisch ist. (In keinem Fall sollte sie körpereigenen Strukturen ähnlichsehen!) Ganz wesentlich ist es auch, die Wahrscheinlichkeit zu berücksichtigen, mit der sich diese Struktur ändern kann (Mutation).

Ein Beispiel für eine äußerst stabile Oberflächenstruktur ist jene des Hepatitis-B-Virus (HBs-AG; Hepatitis-B-Surface-Antigen). Die Modellierung bei unserer bildlichen Darstellung wäre beispielsweise ein Uniformelement einer feindlichen Einheit. Der große Vorteil dieser Form des Lernprozesses ist, dass ein

Phantombild niemanden angreifen kann. Es kann somit bildlich gesprochen durch Phantombilder, egal welcher Größe, welcher Zahl, welcher Farbzusammensetzung oder auf welcher Grundlage das Bild aufgetragen ist, zu keinem Angriff und zu keiner Verletzung der Schüler kommen. Der sogenannte „Worst Case", also das Schlimmste, was hier üblicherweise passieren kann, ist, dass den Schülern irgendwann der Kopf raucht und sie sich nicht in einer Unterrichtseinheit dutzende, hunderte oder tausende Phantombilder einprägen können. Wieder auf unser Modell übertragen heißt das: Auch wenn ich zahlreiche Klassen habe, in zahlreichen Klassen unterrichte und berücksichtigen muss, dass jede Klasse zur Erzielung des Lerneffektes eine bestimmte Zeiteinheit besetzt ist, bringe ich in einem bestimmten Zeitraum nur eine gewisse Anzahl von Phantombildern durch, und jeder Versuch einer noch intensiveren Schulung wird danebengehen. Aus Hochrechnungen der beteiligten Zellen im menschlichen Körper wissen wir, dass man grundsätzlich bis zu tausend Antigene (Fremdsubstanzen) in Form von Totimpfungen zeitgleich verabreichen könnte, ohne das Immunsystem zu überfordern.

Lebendimpfstoffe

Kommen wir nun zu den sogenannten Lebendimpfungen: Um auf das bildliche Beispiel zurückzukommen, werden dann in der Schulungseinheit der Festung nicht Phantombilder aufgehängt, sondern den Schülern werden in Ketten gelegte Eindringlinge vorgeführt, die nach allen Regeln der Kunst entwaffnet worden sind. Wenn sie einmal so einem Banditen, so einem Monster, so einem Übeltäter Aug in Aug gegenübergestanden haben, hat das natürlich für die Schüler eine ganz andere Wirkung und hinterlässt einen wesentlich nachhaltigeren Eindruck. Schließlich lässt sich ja anhand des lebenden Subjektes auch viel besser demonstrieren, welche Schwachstellen dieser Eindringling hat, wie er aus unterschiedlichen Perspektiven ausschaut (hier habe ich natürlich wesentlich einprägsamere Antigene, also Fremdstoffe verfügbar), und ich habe die Möglichkeit eines „Probekampfes“ – also alles in allem eine wesentlich intensivere und bessere Lernphase. Diesen sehr positiven Aspekten steht allerdings auch etwas Negatives gegenüber. Man kann sich gut vorstellen, dass ich, wenn ich so einen kräftigen Übeltäter vorführe, ihm sicherheitshalber zwei oder mehr Bewacher zur Seite stelle (allgemeines Immunsystem), um einen Angriff (trotz Fesseln und Entwaffnung) auf die noch völlig unbedarften Schüler in der Klasse zu verhindern. Ohne entsprechendes Bewachungspersonal beziehungsweise ohne Selbstverteidigungsmöglichkeit (beeinträchtigtes Immunsystem bzw. Abwehrschwäche) kann auch ein entwaffnetes und in Fesseln gelegtes Monster durchaus Schaden an der Klasse, am Ausbildungszentrum, ja, wenn es übel hergeht auch an der ganzen Festung anrichten.

Auf den Körper und die Immunisierung übertragen gibt es bei Lebendimpfstoffen Einschränkungen der Impftauglichkeit. So ist beispielsweise eine angeborene Immunschwäche oder eine erworbene, sei es nun eine durch eine Infektion (zum Beispiel AIDS) oder therapeutisch (Chemotherapie) oder sonst medikamentös (immunmodulierende Substanzen) bedingte Abwehrschwäche, eine Gegenanzeige zur Anwendung dieser Lebendimpfstoffe. Hier muss man also tatsächlich berücksichtigen, dass Personen mit deutlich eingeschränktem Immunsys-

tem durch Lebendimpfstoffe gefährdet sind beziehungsweise bei Anwendung auch geschädigt werden können.
Wichtig für beide Gruppen ist natürlich auch die Einschränkung der Anwendbarkeit durch Unverträglichkeit gegenüber Inhaltsstoffen. „Nervenbündel“ unter den Abwehrkräften, die schon beim geringsten Verdacht losballern (Allergie = immunologische Überreaktion), verursachen einen enormen Kollateralschaden, der in der Extremvariante als „anaphylaktischer Schock“ bekannt ist.

Verabreichung von Erbsubstanz („Spiken“)
Kommen wir nun zur dritten Gruppe, der Verabreichung von Erbsubstanz: Hier gilt es zu berücksichtigen, dass diese Form der Provokation einer Abwehrreaktion bisher nur auf dürftige Erfahrungen zurückgreifen kann. Die bisher angewandten Mechanismen sind jene, entweder bestimmte Strukturen als Schauspieler einzusetzen (Vektorimpfstoffe) oder aber die Erbsubstanz in attraktive „Postwurf-Pakete“ zu packen, die in die unterschiedlichsten Zellen aufgenommen werden und dann den Stoffwechsel der Zelle modifizieren können (mmRNA für „modified messenger RNA“, also „modifizierte Boten-RNA“). Letztere kamen zumindest im Bereich der westlichen Hemisphäre im Zusammenhang mit der Bekämpfung der „SARS-CoV-2-Pandemie“ bevorzugt zum Einsatz.

Worin liegt nun das Problem? Gestatten Sie mir auch hier wieder den bildlichen Vergleich, in Ergänzung zu dem bisherigen Modell, aber trotz zunehmender Komplexität hoffentlich trotzdem verständlich: Versuchen Sie bitte, sich inmitten unserer Festung eine hochmoderne computergesteuerte Fabrik vorzustellen, die aus zugelieferten Rohstoffen, sagen wir zum Beispiel Kunststoff, aufgrund der Programmierung der Produktionsschiene Plastikschürzen herstellt, da diese Produkte von verschiedenen Berufsgruppen in der Festung benötigt werden. Angeordnet und kontrolliert wurde dieser Ablauf von dem Kontrollzentrum dieser Firma. Die Befehlskette beruht auf einem üblicherweise in Form einer Einbahn geregelten Informationssystem, nennen wir es Rohrpost. Gibt es eine Anweisung, so wird diese in eine Kapsel eingebracht; Befehle werden hierbei also grundsätzlich nur von der Kontrollzentrale zum Fließband geschossen. Wenn beispielsweise die Kontrollzentrale feststellt, dass diese Schürzen eine Schwachstelle haben, weil die Ösen leicht ausreißen oder die Bänder, mit denen sie zugeknüpft werden, sehr schnell verschleißen, dann wird in der Kontrollzentrale das Programm verfeinert, welches dann auf einer Diskette zur Produktionsstraße hinausgeschossen wird. Dort wird sie in das Steuerungselement eingelegt, das bisherige Programm wird überschrieben, und die Produktion der Schürzen wird optimiert.

Was hat das mit den mmRNA-Stoffen zu tun? Erlauben Sie mir bitte auch an dieser Stelle wieder eine Zwischenbemerkung: Aufgrund eklatanter Unterschiede zwischen dieser Form der Immunisierung und den geschilderten Impfstoffen, nehme ich mir das Recht heraus, diese Stoffe als „Spike-Stoffe" zu bezeichnen. Stellen Sie sich nun vor (und das ist ja der Mechanismus, der im Körper durch die Spike-Stoffe ausgelöst wird), dass plötzlich die eigentlich aus Sicherheitsgründen ja verschlossene Türe zur Produktionshalle geöffnet wird (Nanopartikel werden in die Zelle aufgenommen), ein Bote samt Speichermedium hereinkommt, unter Umgehung der Schaltzentrale direkt zum Fließband marschiert und dort das Programm mit der mitgebrachten Diskette überschreibt. Und ohne dass die Schaltzentrale Einfluss darauf nimmt, ja überhaupt nehmen kann, produziert diese Fabrik nunmehr Plastikgewehre statt Plastikschürzen. Bei der Produktionsstraße kann nun das Problem auftreten, dass die Auslieferung aus dieser Firma durch Mängel in der Gestaltung der Auslieferung beeinträchtigt wird, zum Beispiel weil ein Verarbeitungsprozess vorgesehen ist, der zwar bei der Schürze funktioniert, nicht aber bei den Gewehren.

Es besteht die Möglichkeit, dass Gewehre vom Förderband herunterfallen und damit in der Fabrik verbleiben und nicht, wie es eigentlich sein sollte, ausgeliefert werden. Es ist möglich, dass Gewehrbruchstücke entstehen, weil sie nicht unbeschadet durch jene Teile der Produktionsschiene passen, wo vorher Schürzen unproblematisch durchgegangen sind. Das muss vordergründig noch nicht zwangsläufig ein Problem darstellen, allerdings wäre Folgendes zu bedenken: Ohne Plastikschürzen können bestimmte Leistungen innerhalb der Festung nicht mehr erbracht werden.

Darüber hinaus könnten Plastikgewehre typische Charakteristika der Feinde sein und somit in der Lage sein, nicht nur die Fabrik selbst (Plastikgewehre am Boden oder gar in der Auslage = höchst verdächtige feindliche Einrichtung), sondern wenn Nachbarn die Plastikgewehre tragen, gleich den ganzen Straßenzug, ja vielleicht sogar die Bewohner der ganzen Stadt zu gefährden.

Und stellen Sie sich einmal vor, dass jene Patrouillen, die auf der Straße für Ordnung zu sorgen haben, darauf trainiert sind, zu sagen: „*Okay, aus dieser Firma werden Schürzen ausgeliefert, und die Pakete, die Schürzen enthalten, sind okay, daraus resultiert keine*

Bedrohung, aber wir wissen, dass unser Feind normalerweise keine Plastikschürzen anhat, wohl aber Gewehre trägt.“

Das heißt: Wenn hier in dieser Firma Gewehre geortet werden, wird der Alarm ausgelöst, und die gesamte Firma wird dem Boden gleichgemacht. Was aber auch noch zu berücksichtigen ist, ist die Tatsache, dass die feindliche Diskette eventuell nicht nur die Möglichkeit hat, einen Teil der Mitarbeiter mit Gewehren in die Steuerungszentrale umzuleiten, sondern eventuell auch die Rohrpost so umzuprogrammieren, dass die Diskette auch in umgekehrter Richtung geschossen werden kann (Enzym „reverse Transkriptase“) und auch der Zentralcomputer in der Schaltzentrale dauerhaft auf Plastikgewehre umprogrammiert wird (Einbau der genetischen Information in die DNA).

Im praktischen Leben wäre es ja so, dass die Schaltzentrale gewartet werden muss. Stellen wir uns vor, dass hier zwei unterschiedliche Spezialisten für einen reibungslosen Ablauf in dieser Schaltzentrale verantwortlich und für die Wartung angestellt sind. Sagen wir mal: Einer kümmert sich um die Elektrik und der andere ums Wasser. Wenn hier nun plötzlich Personen mit Gewehren in die Schaltzentrale umgeleitet werden, kann es sein, dass sowohl der Elektriker als auch der Wasserinstallateur in Schockstarre verfallen und somit ihre Tätigkeit nicht mehr ausüben können. Dann ist es nur noch eine Frage der Zeit, bis es zu einem Kurzschluss kommt oder vielleicht auch zu einer Überflutung wegen eines nicht behobenen Wasserrohrbruchs oder Ähnlichem.

Und als wäre das noch nicht genug, kommen noch zwei weitere durchaus dramatische Aspekte hinzu:

1. Es ist noch nicht einmal umfassend abgeklärt, über welche Zugangscodes die „falschen Boten“ überhaupt verfügen. Wir wissen, dass sie auch in jene Fabriken eindringen, die Plastiklöffel, Plastikspielzeug, Plastikwerkzeug, Plastikhaushaltsgeräte und so weiter herstellen. Wir müssen erkennen, dass vermutlich fast jede Fabrik in irgendeiner Art und Weise Plastik verarbeitet und somit durch die Umprogrammierung auf Gewehre betroffen sein kann. Es stellt sich also vielmehr die Frage: Welche Fabrik bleibt denn verschont? Oder auf den Menschen umgelegt: Welche Zellen sind denn nachweislich in der Lage, mmRNA umschließenden Nanopartikeln das Eindringen zu verwehren?
2. Wir stellen mittlerweile fest, dass diese Gewehre nicht nur Plastikattrappen sind, sondern tatsächlich schießen können. Das heißt: Die produzierten Spike-Proteine sind erwiesenermaßen schädlich für den Körper, was bedeutet, dass sie die Kernkriterien einer Biowaffe erfüllen – doch dazu später.

All diese Phänomene sehen wir bei der Applikation von modifizierter mRNA (mmRNA). Jene Substanzen, die nun am Markt sind und die Programmierung der Zellen auf die Produktion von Spike-Protein umprogrammieren, führen gleichzeitig auch dazu, dass diese Zellen sich durch das Spike-Protein als Feind darstellen und damit Angriffspunkte für das körpereigene Immunsystem bieten (Autoimmunkrankheit). Das bedeutet, dass sich das körpereigene Immunsystem gegen die durch das Spike-Protein modifizierten Zellen richtet und diese angreift. Aus Experimenten im

Labor wissen wir auch, dass Spike-Proteine zum Teil innerhalb der Zelle verbleiben (Ausstattung mit Plastikgewehren) und in den Zellkern[18] (die Schaltzentrale) diffundieren können, wo sie zwei wichtige Reparaturenzyme (Elektriker und Wasserinstallateur) blockieren können, was unter anderem Tumorwachstum (unter anderem Brustkrebs) fördern kann (diese Publikation musste wie zahlreiche andere narrativ-kritische Artikel auch unter oftmals fadenscheinigen Argumenten zurückgezogen werden).

Ein bisher von den Massenmedien geleugneter, aber zumindest unter Laborbedingungen bereits bewiesener Mechanismus ist auch noch folgender: Wie bereits gesagt, ist üblicherweise die Befehlskette eine Einbahn: Schaltzentrale (Zellkern) → Rohrpost (mRNA) → Produktionsschiene/Fließband (Ribosomen). Mit anderen Worten: Die nur aus einem Strang bestehende Boten-Ribonukleinsäure (mRNA) wird an der DNA (Desoxyribonukleinsäure, im Zellkern befindliche Erbsubstanz), die sozusagen als Matrize dient, abgelesen und dann zu den Syntheseorten des Zelleiweißes (Ribosomen) transportiert. Wie erwähnt, wird der umgekehrte Weg, also dass Boten-RNA (mRNA) in den Zellkern gelangt beziehungsweise durch Verdoppelung des Stranges dann in Form von DNA in die Erbsubstanz des Zellkerns eingebaut wird, in Zusammenhang mit den Spike-Stoffen geleugnet. Und trotzdem: Es gibt in der Natur Ausnahmen, zum Beispiel in Form der sogenannten Retroviren. Einer der bekanntesten Vertreter ist der Erreger von AIDS, nämlich das HI-Virus.

Dieses schafft es als RNA-Virus, unter Nutzung eines spezifischen Enzyms, der sogenannten „reversen Transkriptase“ (ein Enzym, das in der Lage ist, den Matrizenschreibeprozess umzukehren), seine eigene einsträngige Erbsubstanz in die doppelsträngige Erbsubstanz des Zellkerns zu integrieren – einer der Gründe, warum man eine HI-Virusinfektion nicht rückgängig machen kann, da eben Erbsubstanz dieses Virus in die körpereigene DNA integriert wird.

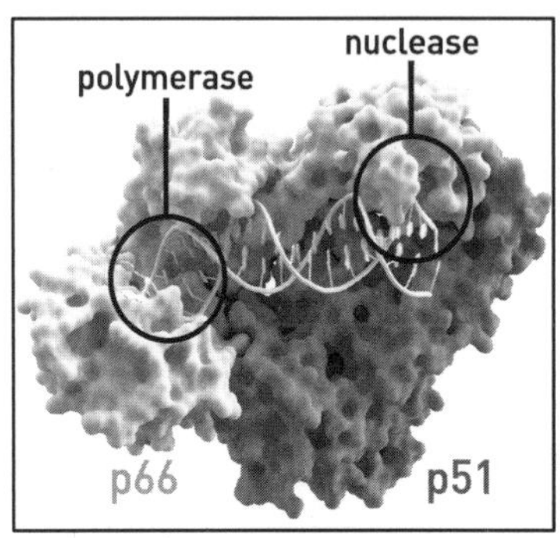

Abb. 6: Reverse Transkriptasen (RT) sind Enzyme, die eine Transkription (ein Umschreiben des genetischen Codes) entgegen der ansonsten gültigen Regel in umgekehrter Richtung, nämlich von RNA in DNA, ermöglichen; somit kann genetische Information von RNA in DNA umgeschrieben werden.

Diese Fähigkeit wurde der mmRNA bisher abgesprochen, wir wissen aber, dass dies zumindest unter Laborbedingungen bei menschlichen Zellen[(19)] möglich ist oder, um mit dem ursprünglichen Bild zu arbeiten: Die vom Boten angelieferte Diskette, die am Fließband die Produktion von Plastikschürzen auf Plastikgewehre umgestellt hat, kann durch Umprogrammierung der Rohrpost auch innerhalb einer Kapsel in die Schaltzentrale zurückgeschossen werden und wird dann dort in den Zentralcomputer eingelesen, wodurch die ganze Firma dann auf Dauer auf die Produktion von Plastikgewehren umprogrammiert wird.

Inwiefern dieser Prozess bei mmRNA-Immunisierungen klinisch relevant ist oder wird, also beispielsweise an dem zu beobachtenden gestiegenen Tumorgeschehen beteiligt ist oder mittel- bis langfristig Schädigungen bewirken kann, wird die Zukunft zeigen. Dieser Prozess findet möglicherweise auch im Bereich der Geschlechtszellen (das heißt Eizellen und Spermien) statt. Die

Information zur Spike-Produktion (und eventuell nicht nur diese) würde damit in die Keimbahn eingeschleust, wäre also vererbbar. Möglicherweise ist das eine zumindest teilweise Erklärung dafür, dass es zu einer drastischen Steigerung von Aborten, Fehl-, Miss- und Totgeburten[20] gekommen ist.

Dazu kommt, dass basierend auf wissenschaftlichen Untersuchungen der mmRNA-Spike-Stoffe bis zu 30% der enthaltenen Erbsubstanz auf DNA[21] entfallen kann, was den Einbau in die menschliche Erbsubstanz (vor allem in der Phase der Zellteilung) noch einmal deutlich erleichtert und damit wahrscheinlicher macht. Des Weiteren fanden sich Bruchstücke eines Affenvirus (SV40)[22], die (zumindest im Labor) den Einbau von DNA auch ohne Zellteilung möglich machen.

Die eigentliche Problematik dieser Intervention besteht in der Manipulation eines sehr fein abgestimmten, über Jahrmillionen adaptierten, hochkomplexen Verteidigungssystems, bei dem Änderungen durchaus auch unerwartete Folgeerscheinungen im Sinne eines Dominoeffektes auslösen können. Während Schutzimpfungen am Grundprinzip der immunologischen Vorgänge nicht gerüttelt haben, sondern sich einfach dieser bereits etablierten Mechanismen bedienen, triggert die Applikation von Erbsubstanzen völlig neue Mechanismen, mit denen wir bisher dürftige bis keine Erfahrung haben und wo Folgereaktionen (um es vorerst einmal neutral zu bezeichnen) bisher mangels Erfahrung überhaupt nicht absehbar sind.

Erkenntnisse eines Bestatters mit mehreren Filialen im Landkreis Schwäbisch Hall, Baden-Württemberg (September 2023):

> *„Bis zu Corona im Jahr 2020 waren die Sterbezahlen relativ stabil – seien es Unfälle, Krebstote, die gängigen Krankheiten usw. Das war auch während der Corona-Zeit so geblieben. Nach Beginn der Impfungen ließ sich Folgendes feststellen:*
>
> 1. *Die Fälle von ‚plötzlich und unerwartet' Gestorbenen haben klar zugenommen. Das sieht man auch an den Sterbeanzeigen, in denen es dann heißt: ‚Plötzlich und unerwartet müssen wir Abschied nehmen.' Jemand geht abends gesund ins Bett und wacht morgens nicht mehr auf – oder junge Menschen ohne irgendwelche Erkrankungen fallen beim Sport oder zu Hause tot um. Und alle waren mehrfach gegen Corona geimpft!*
> 2. *Die Anzahl der Totgeburten, die wir aus den Krankenhäusern abholen, hat sich ebenfalls erhöht. Zur Info: Nur ein Fötus, der mehr als 500 Gramm wiegt, ist bestattungspflichtig.*
> 3. *Im Gespräch mit anderen Bestattern hat sich gezeigt, dass bei ihnen die Zahl der Sterbefälle aus „unersichtlichem Grund" ebenfalls gestiegen ist.*
> 4. *Die Zahl der an Turbo-Krebs Verstorbenen ist auch gestiegen. Das erfahren wir aus dem Totenbericht sowie von den Angehörigen, nämlich dass die Betroffenen nach der Corona-Impfung an Krebs erkrankten und bereits drei Monate später verstarben – manchmal noch schneller."*

Kapitel 2
Anforderungen an einen Impfstoff

Die Ausdrücke „Impfen", „Impfung" oder „Impfstoff" gehören bei allen Leuten zum mittlerweile fast täglichen Sprachgebrauch. Dennoch sollten wir diese Begriffe einmal einer etwas genaueren Betrachtung unterziehen. Es ist mein inniger Wunsch, das Verständnis für Impfstoffe in einer Art und Weise zu verbessern, dass anschließend auch jeder Laie in der Lage ist, für sich selbst zu bewerten, ob in einer speziellen Situation die Verabreichung eines Impfstoffes oder einer anderen spezifisch immunologisch wirksamen Substanz von Vorteil ist.

Zweifellos werden moderne Impfstoffe von vielen – aber nicht allen – Ärzten hochgepriesen, und grundsätzlich sehe auch ich die enormen und in weiten Bereichen auch überzeugenden Vorteile moderner Impfstoffe. Allerdings sollte sich jeder – damit meine ich sowohl die Behörden, die ja häufig unter Mithilfe sogenannter „Experten" Impfprogramme beschließen, als auch die verabreichenden Ärzte und (ganz wichtig!) die Personen, die sich immunisieren lassen – darüber im Klaren sein, dass jede Intervention am menschlichen Körper (nicht nur klassisch medizinische) hinsichtlich der Balance zwischen Vor- und Nachteilen zu bewerten ist. Was nämlich häufig zu kurz kommt, sind jene Erscheinungen, die zum Teil im deutlichen zeitlichen Abstand zu diesen Maßnahmen auftreten können, bei bekanntem Zusammenhang aber aus ethischen Gründen in die Gesamtbewertung mit einfließen müssen. So kann beispielsweise ein Inhaltsstoff in einem Impfstoff eine Unverträglichkeit triggern, die die Anwendung bestimmter Substanzen bei dieser Person im späteren Leben, wegen der Gefahr eines allergischen Geschehens bis hin zum anaphylaktischen Schock, unmöglich macht. Auch muss man ehrlich gestehen, dass Untersuchungen, die Langzeitfolgen im großen Stil analysieren, was naturgemäß unglaublich aufwendig ist, üblicherweise unterbleiben. Aus diesem Grund müssen wir ehrlicherweise zugeben, dass bei so mancher Krankheit, die im späteren Leben auftritt und bei der ein ursächlicher Zusammenhang mit einer vorangegangenen Immunisierung nicht augenscheinlich ist, dieser möglicherweise auch unerkannt bleibt.

Anaphylaktischer Schock (Anaphylaxie)

Stadium 1: Niesen, Husten, Quaddeln, Juckreiz, Hautrötung, Ödeme, Tachykardie

Stadium 2: Beklemmung, Dyspnoe, Bauchkrämpfe, gestaute Halsvenen, Blutdruckabfall

Stadium 3: Schwere Luftnot, Krampfanfälle, Durchfall, Eintrübung, starker Blutdruckabfall

Stadium 4: Bleiche oder livide Haut, Verlust des Bewusstseins, Pulse nicht tastbar, Herz-Kreislauf-Stillstand

Abb. 7: Die Anaphylaxie ist eine akute allergische Reaktion des Immunsystems auf die wiederholte Zufuhr körperfremder Eiweißstoffe und betrifft den gesamten Organismus, wobei es vier Stadien gibt: von leichten Hautreaktionen über Störungen von Organfunktionen bis zum anaphylaktischen Schock, der zum tödlichen Kreislaufversagen führen kann.

Jetzt wollen wir uns einmal kurz den Anforderungen an einen Impfstoff widmen, und wir beginnen mit einem wichtigen Thema, nämlich der Herstellung eines neuen Impfstoffs. Zuallererst wird üblicherweise die Überlegung angestellt, inwiefern ein neues Produkt, das im Bereich der Medizin eingesetzt werden soll (also nicht nur die Impfstoffe), überhaupt auf eine entsprechende „Erwartungshaltung“ der Bevölkerung treffen kann. Naturgemäß lässt sich das auch bis zu einem gewissen Maß mit klassischen marktwirtschaftlichen und psychologischen Mitteln steuern.

Es kann durch unterschiedliche Maßnahmen hinsichtlich des neuen Produktes informiert, aber auch manipuliert werden. Im Bereich der Manipulation spielt der Faktor „Angst“ – wie wir auch anlässlich der sogenannten Corona-Pandemie gesehen haben – im Bewusstsein, aber auch im Unterbewusstsein der Menschen eine entscheidende Rolle. Hierbei muss man durchaus auch berücksichtigen, dass Infektionen im Verhalten des Menschen einen ganz besonderen Stellenwert einnehmen und sich somit besonders gut für das Wecken von Angstgefühlen eignen. Oftmals ist hierbei nicht nur das Erwähnen mancher Fakten, sondern insbesondere auch das Weglassen von ebenso wichtigen, aber eventuell beruhigenden Aspekten eine Möglichkeit, manipulativ Angst zu erzeugen.

Lassen Sie mich hierzu ein Beispiel nennen, das zumindest für unsere Breiten derzeit ohne Relevanz ist, sodass ich hoffen darf, dass eine starke emotionale Komponente, bedingt durch persönliche Betroffenheit, ausgeschlossen werden kann. Wollen wir uns also der Thematik so gut es geht sachlich und nüchtern nähern. Wohl kaum eine Infektionskrankheit löst (ohne persönliche Erfahrung!) bei vielen Menschen so viel Entsetzen aus wie die Krankheit Ebola. Ebola ist eine Virusinfektion, die bisher ausschließlich im tropischen Afrika vorgekommen ist, wobei der

Ausbruch in Westafrika vor einigen Jahren grundsätzlich als atypisch beschrieben werden kann. Was war passiert?

Es kam durch den Erreger, also das Ebola-Virus, zu Infektionen in einer Region, wo drei westafrikanische Länder, nämlich Guinea, Sierra Leone und Liberia, zusammenstoßen, was die Behörden – bedingt durch die Lebensbedingungen einerseits und andererseits durch einen häufigen Austausch der Bevölkerungsgruppen untereinander durch einen regen Grenzverkehr – vor eine bisher noch nicht gesehene Herausforderung gestellt hat. Dazu kommt, dass innerhalb der Bevölkerung (und darunter finden sich zahlreiche Analphabeten, Personen, die nur einen sehr geringen Aktionsradius haben und somit oftmals mit Personen außerhalb ihrer Dorfgemeinschaft kaum Kontakt haben) vor allem jene Gemeinschaft, die noch sehr stark unter dem Eindruck von Naturreligionen, guten und bösen Geistern, Schamanismus und so weiter steht, mit betroffen war – Umstände, die auch von internationalen Organisationen, wie zum Beispiel *Médecins Sans Frontières / Ärzte ohne Grenzen*, als kritisch bewertet wurden.

Diese Gemengelage führte zu einer primär unkontrollierbaren Ausbreitung, weswegen die Fallzahlen auch dramatisch nach oben gingen. Die Zunahme dieser Fallzahlen war allerdings nicht der hohen Infektiosität dieses Erregers geschuldet.

Um den Mechanismus zu verstehen, muss man diese Krankheit etwas näher erläutern. Das Ebola-Virus ist Auslöser eines sogenannten viralen hämorrhagischen Fiebers. Das bedeutet, dass diese Infektion viralen Ursprungs zu Fieber und zu einer Hämorrhagischen Diathese (Blutungsneigung) führt. Somit ist das

Gerinnungssystem der betroffenen Patienten gestört, und es kann nicht nur zu innerlichen, sondern auch zu äußerlichen Blutungen kommen. Mit anderen Worten: Nebst Blutergüssen, Schlaganfällen und Darmblutungen kann es auch zu Blutungen aus Mundhöhle, Nasenöffnungen, den Harnwegen und so weiter kommen. Es kann auch zu Blutungen in der Lunge kommen, wodurch beispielsweise bei Hustenattacken nicht nur Blut, sondern auch die im Blut enthaltenen Viren gestreut werden können. Ein weiterer für die Fallzunahme mitverantwortlicher Faktor wurde von Angehörigen der Einsatzleitung sträflich vernachlässigt beziehungsweise ignoriert.

Wie gesagt, besteht bei vielen dieser Leute ein sehr ursprünglicher Glaube an Geister, Naturreligion und Schamanismus. Aus diesem Grund versuchen sie, die Körper von Verstorbenen mit den ihnen zur Verfügung stehenden Mitteln so gut es eben geht ins Jenseits zu begleiten, dies mit dem Ziel, diesen Geist zu versöhnen und zu verhindern, dass er als böser Geist wieder zu ihnen zurückkehrt. Teil dieser rituellen Handlung ist es, den Leichnam mit bloßen Händen zu waschen. Stellt man dieser Tradition nun das Krankheitsbild von Ebola gegenüber, ist leicht nachvollziehbar, dass ein Leichnam, der aus allen Körperöffnungen blutet, natürlich für bloße Hände eine sehr effektive Infektionsquelle darstellt – dies insbesondere natürlich auch deswegen, weil Personen in dieser Region, die ja häufig manuelle Arbeiten ausführen, an ihren Händen zumeist kleine Verletzungen haben, die als Eintrittspforten für dieses Virus dienen können.

Dazu kam, dass die Abholung von Patienten für viele Einheimische der erste Kontakt mit „Fremden“ war: und das in Ganzkörperschutzausrüstung – das muss von vielen ja als außerirdisch wahrgenommen worden sein. Und verständlicherweise gab es Zweifel daran, was denn mit den Angehörigen passiert, da ein erheblicher Prozentsatz (also diejenigen, die daran starben) nicht mehr ins Dorf zurückkehrte. Dies wiederum führte dazu, dass Patienten vor den Fremden durch Angehörige versteckt wurden, was auch wieder zu einer erhöhten Ansteckungsrate geführt hat.

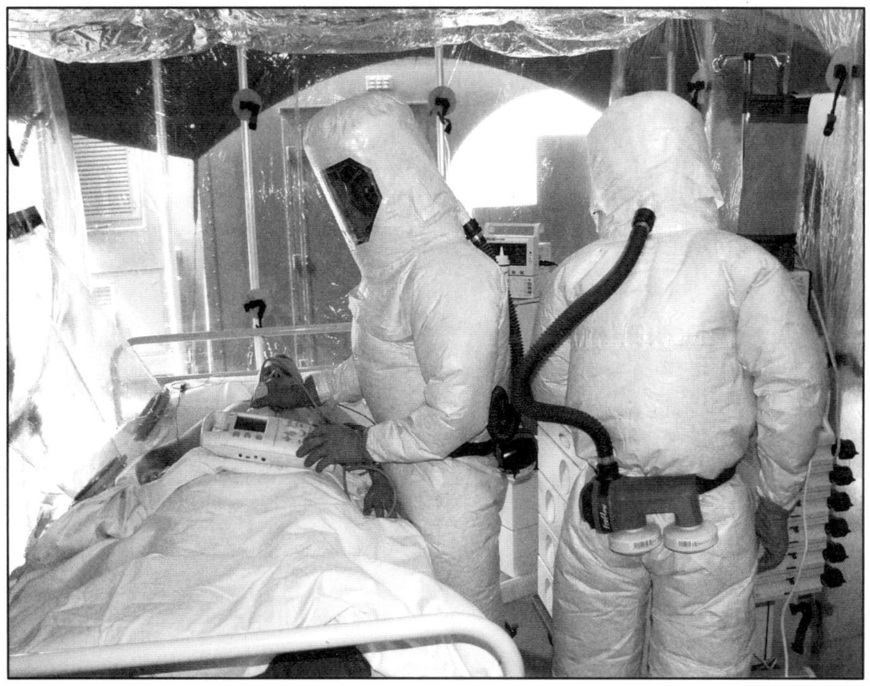

Abb. 8: Ebola-Patient in einer Sonderisolationseinheit mit behandelnden Ärzten in Ganzkörperschutzausrüstung

Dies habe ich ausführlich geschildert, um nunmehr die wichtigen Kennzahlen dieser Infektionskrankheit zu erklären. In den Medien wurde damals von über 27.000 Fällen und mehr als 11.000 Toten berichtet. Das war damit der größte jemals dokumentierte Ebola-Ausbruch. Reflektorisch verbreiten solche Nachrichten naturgemäß Angst. Analysiert man allerdings die Zahlen näher, so kann man feststellen, dass sich die sogenannte Basisreplikationszahl, also jene Zahl, die angibt, wie viele Personen von einer infizierten Person, in dem Fall also von einem Patienten, im Durchschnitt angesteckt wurden, sich je nach Land (wie gesagt waren ja drei Länder involviert) zwischen 1,3 und 1,8 bewegte. Damit kann man unschwer herausrechnen, dass die Tödlichkeit zwar bei knapp 40% gelegen hatte, dass aber andererseits die Infektiosität (trotz des genannten eklatanten Risikoverhaltens) – wenn überhaupt – in etwa einer Grippewelle entsprach!

Um hier einen Vergleich anzustellen: Masern können eine Basisreplikationszahl zwischen 15 und 18 erreichen und sind somit mehr als zehnmal so infektiös wie Ebola. Wie leicht nachzuvollziehen ist, kann man mit dieser Feststellung keine Schlagzeilen generieren, denn in Anbetracht dieser niedrigen Infektiosität würde wohl niemand Angst verspüren. Anders ist es – und das meinte ich zuvor mit der zitierten Teil-Wahrheit –, wenn ich mich nur auf die Tödlichkeit beziehe; bei 40% ist es durchaus nachvollziehbar, dass Personen, die keine nähere Hintergrundinformation haben, bei (scheinbarer) Bedrohung durch diese Erkrankung Panik bekommen. Und dann wird natürlich jedes Hilfsangebot angenommen.

Womit wir wieder zu den Impfstoffen zurückkommen. Für die herstellenden Firmen ist als Erstes einmal relevant, ob es einen entsprechenden Markt für das neue Produkt gibt, also eine ausreichende Nachfrage besteht oder generiert werden kann. Wenn diese Frage einmal positiv bewertet ist, geht es im Weiteren darum herauszufinden, an welchen Besonderheiten der zu bekämpfende Erreger grundsätzlich erkennbar ist. Verständlicherweise handelt es sich dabei in der Regel um Oberflächenmerkmale (oder vom Erreger abgegebene Stoffwechselprodukte, zum Beispiel Gifte), da ja üblicherweise nur diese mit dem körpereigenen Immunsystem in Kontakt kommen. Das ist leicht nachvollziehbar. Zweifellos ist ja ein Mensch auch leichter an seinem Gesicht zu erkennen als an seinem Mageninhalt. Wenn man dann jene Oberflächenstrukturen definiert hat, die prinzipiell in Frage kommen, stellt sich natürlich auch die Frage, ob eine Immunreaktion auf diese spezifische Struktur auch Immunreaktionen gegen körpereigene Zelloberflächen oder Zellbestandteile auslösen, also eine Verwechslungsgefahr zwischen „eigen“ und „fremd“ bestehen könnte.

Hier gibt es beispielsweise historisch die Erfahrungen mit einem bei uns in Europa ja nie vertriebenen Meningokokken-B-Impfstoff, bei dem grundsätzlich auch das Risiko einer sogenannten Autoimmunreaktion gegeben war, also einer Situation, bei der sich das Immunsystem gegen körpereigene Strukturen richtet. Manche der zum Ausschluss dieser Reaktionen erforderlichen Versuche sind bedauerlicherweise nicht im Reagenzglas oder an isolierten Organen (zum Beispiel von Schlachtvieh) durchführbar, sondern erfordern Lebewesen – das sind die so oft geschmähten Tierversuche. Erfreulicherweise ist es zwar in der jüngeren Vergangenheit gelungen, einen Großteil der Tierversuche durch die genannten Modelle zu ersetzen, letztlich ist es aber häufig erforderlich (vor allem wenn neue Impfstoffe auf den Markt kommen), diese auch an Versuchstieren auszuprobieren – das gilt übrigens nicht nur für Impfstoffe, sondern grundsätzlich für alle Medizin-, ja sogar für manche Kosmetikprodukte. Diese Versuche dienen durchaus der Erhöhung der Produktsicherheit, wobei man an dieser Stelle allerdings auch mit einem Pseudoargument aufräumen muss.

Logischerweise ist das Ergebnis eines Tierversuches nicht eins zu eins auf den Menschen umlegbar. Dies betrifft nicht nur die Qualität, Intensität oder Frequenz möglicher Nebenwirkungen, sondern natürlich auch das Problem der Erfassung von mittelfristigen oder langfristigen Schädigungen, die ja beispielsweise schon allein wegen der Lebensdauer der Versuchstiere oftmals nicht im Versuch simuliert oder analysiert werden können. Insofern ist die Aussage, dass der Tierversuch ja trotzdem keine endgültige Sicherheit bringt, zweifellos richtig, aber hier landen wir eben wieder bei der Fragestellung der Aussagekraft des positiven und negativen Vorhersagewertes.

Mit anderen Worten: Unverträglichkeiten, Komplikationen oder schwere Nebenwirkungen bis zum Tod bei Versuchstieren helfen mit, diese Produkte erst gar nicht beim Menschen auszuprobieren. Damit ergibt sich eine nennenswerte Reduktion des Restrisikos – es bleibt aber unwidersprochen, dass die letzte Phase immer ein Menschenversuch(!) sein wird.

Diese Herstellungsprinzipien wurden in der Vergangenheit einer spürbaren qualitätssteigernden Kontrolle unterworfen. Obwohl ich das Ganze bis jetzt hinausgeschoben habe, muss es irgendwann trotz alledem Erwähnung finden: Alle diese Regeln hatten Gültigkeit, bis die sogenannten Corona-„Impfstoffe" entwickelt wurden und letztendlich auch auf den Markt kamen. Mit dem diese Substanzen, die ich „Spike-Stoffe" nenne, begleitenden Verfahren wurden viele, wenn nicht sogar alle wesentlichen, bis dahin ja vertrauensfördernden Maßnahmen über Bord geworfen – doch mehr dazu später. Mir ist nur wichtig, an dieser Stelle festzuhalten, dass alle diese Schilderungen, die ich jetzt abgebe, sich auf die „klassischen Impfstoffe" und nicht auf die Spike-Stoffe beziehen.

Also zurück zu den Impfstoffen: Die Herstellung der für die Immunreaktion relevanten Partikel kann in unterschiedlichster Art und Weise zustande kommen. Wichtig ist in diesem Zusammenhang, dass hierbei vor allem auf die Reinheit geachtet wird, und zwar in zweierlei Hinsicht: einerseits auf die Reinheit des Wirkstoffes – damit ist gemeint, dass möglichst alle eine Immunreaktion auslösenden Partikel in einer einheitlichen Form im Impfstoff zur Verfügung stehen –, andererseits bedeutet Reinheit aber auch, dass der Impfstoff möglichst nur jene Stoffe enthält, die für das zum Teil auch sehr komplex zusammengesetzte Produkt (was man der klaren oder milchigen Flüssigkeit ja oftmals gar nicht ansieht) erforderlich sind. Für Letzteres sind entsprechende Abscheide- und/oder Filterverfahren vorgesehen. Ziel der modernen Impfstofftechnik ist es, so viele Substanzen wie nötig, aber auch so wenige wie möglich zu einem modernen Impfstoff zu verarbeiten.

Natürlich haben wir bei Impfstoffen auch marktwirtschaftliche Kriterien zu berücksichtigen. Dazu gehören Verpackungsgrößen, Fragen zum Behältnis, zu speziellen Transport- und Lagerbedingungen und naturgemäß auch zur Haltbarkeit. Erheblichen Einfluss auf die Preisgestaltung haben zusätzlich zu den genannten Faktoren auch die regionalen oder nationalen Rahmenbedingungen. So sind die meisten Impfstoffe in den USA deutlich teurer als in Europa, andererseits werden manche Impfstoffe in wirtschaftlich benachteiligten Regionen unter dem Herstellerpreis, ja manchmal sogar kostenlos angeboten. Dass das bedauerlicherweise nicht immer nur dem vordergründigen Ziel der Infektionsverhütung dient, ist mittlerweile zur traurigen Gewissheit geworden.

Hat man endlich eine entsprechende Oberflächenstruktur definiert, die ausreichend immunogen ist (die also eine ausreichende Immunantwort auslösen kann), so versucht man natürlich, die benötigten Mengen dieser Substanz herzustellen. Hierbei ist es entscheidend, um welche Art des Impfstoffes es sich handelt. Die Herstellung der Ausgangssubstanz für Impfstoffe kann in unterschiedlicher Art und Weise erfolgen, als Beispiel sei die Anzüchtung der Erreger in Zellkulturen oder auch in embryonierten Hühnereiern genannt. Das sollte auch deswegen hier an dieser Stelle Erwähnung finden, weil man für die derzeitig verfügbaren Impfstoffe noch sagen muss, dass sie nicht vegan sind! Nicht aufgrund dieses Ernährungstrends, sondern vielmehr auf Basis der Ökonomie, wurde hier in diesem Zusammenhang auch eine neue Herstellungsmöglichkeit über Tabakpflanzen etabliert, was dann als Nebeneffekt mit sich bringen wird, dass Impfstoffe auch vegan hergestellt werden können.

Abgesehen von der eigentlichen Wirksubstanz sind in Impfstoffen unterschiedliche weitere Stoffe enthalten, die beispielsweise der Stabilisierung der Flüssigkeit, eventuell aber auch der Wirkungsverstärkung dienen – sogenannte Adjuvantien. Letztlich muss es das Ziel sein, eine Substanz anbieten zu können, die bei vergleichsweise geringen, insbesondere aber tolerierbaren Nebenwirkungen eine ausreichende Wirkung entfalten kann.

In jedem Fall ist aber auch zu berücksichtigen, dass es für diese Substanzen auch sogenannte Gegenanzeigen (Kontraindikationen) geben kann. Hierbei kann es sich einerseits – und das gilt für alle Impfstoffe uneingeschränkt – um Unverträglichkeitsreaktionen handeln, anderseits – das gilt nur für Lebendimpfungen – können sie eine Gefährdung für Personen mit abgeschwächtem Immunsystem darstellen und dann aus diesem Grund nicht anwendbar sein.

Hat man einmal eine fertig zusammengesetzte Testsubstanz, so wird üblicherweise nach Einholen einer Genehmigung durch eine Ethikkommission bei interventionellem Studiendesign[(23)] eine Phase-1-Studie in die Wege geleitet. Im Rahmen der Phase 1 geht es in der Regel um die Erfassung von Sicherheit und Verträglichkeit, wofür üblicherweise nur eine geringe Zahl an Versuchspersonen erforderlich ist. Es ist allerdings wichtig festzuhalten, dass es verpflichtend ist, bevor diese ersten Versuche am Menschen durchgeführt werden, bestimmte Aspekte zuerst im Tierversuch zu klären. Dazu gehören die Fragen der Kanzerogenität (Risiko der Entstehung bösartiger Tumoren), der Teratogenität (mögliche Schädigung von ungeborenen Lebewesen im Mutterleib) und der Fertilität (Fruchtbarkeit).

Wie bereits erwähnt, wären Störfaktoren in diesen Bereichen nicht eins zu eins auf den Menschen umlegbar, allerdings sollten derartige Signale, so sie bereits im Tierversuch zu beobachten sind, sehr ernst genommen werden. Im Umkehrschluss verleihen Negativbefunde in diesen Testbereichen natürlich keine absolute Sicherheit, dass es nicht doch beim Menschen zu entsprechenden Problemen kommen könnte. Gerade diese Unsicherheiten bedingen die normalerweise ja mehrere Jahre dauernden späteren Studienphasen – eine Vernachlässigung dieser Vorgaben hat vor wenigen Jahrzehnten zu den tragischen Missbildungen bei Neugeborenen geführt, die auf den Konsum eines bestimmten Medikamentes (Contergan) durch schwangere Frauen zurückgeführt werden konnten.

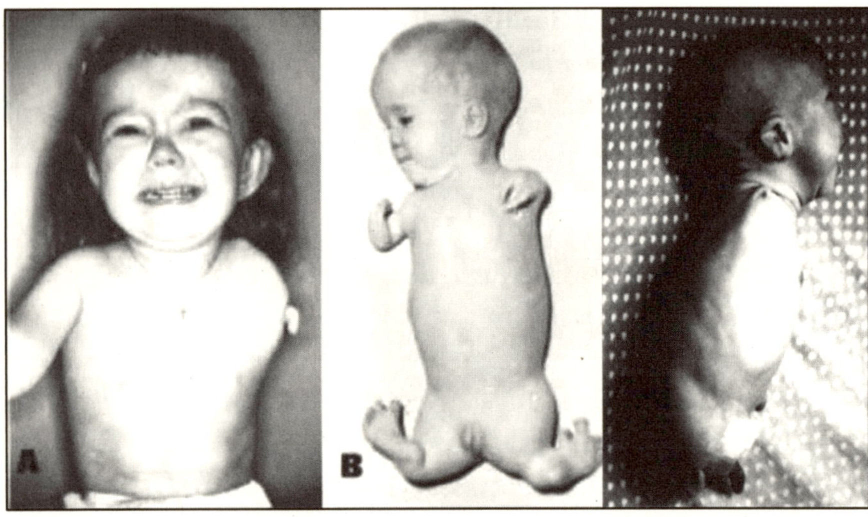

Abb. 9: Der Contergan-Skandal war einer der schlimmsten Arzneimittelskandale Deutschlands. Das millionenfach verkaufte Beruhigungsmedikament *Contergan*, welches den Wirkstoff *Thalidomid* enthielt, verursachte bei vielen Föten während der Schwangerschaft Missbildungen.

Wenn also die grundsätzliche Sicherheit und Verträglichkeit eines Produktes durch die Studienphase 1 belegt werden konnte, folgt nach Auswertung der Ergebnisse der Phase 1 bei Unbedenklichkeit die Phase 2, bei der – oftmals anhand mehrerer und bereits größerer Probandengruppen – sogenannte Dosisfindungsstudien durchgeführt werden. Hierbei geht es in erster Linie darum zu definieren, in welchem Bereich sich die ideale Konzentration des Wirkstoffes befindet.

„Ideal" bedeutet: beste Wirkung bei geringster Nebenwirkung. An dieser Stelle ist vermutlich jedem klar, dass die verwendete Dosis somit immer ein Kompromiss sein muss. Einerseits wäre es nicht sinnvoll, die Dosis so gering zu halten, dass praktisch keine Nebenwirkung mehr auftritt, man aber auch den gewünschten Effekt nur bei einem geringen Prozentsatz der Zielgruppe erreichen kann. Andererseits ist es wohl auch verständlich, dass ich nicht um den Preis zum Teil massiver Nebenwirkungen die Dosis so hoch ansetzen kann, dass auch wirklich jeder mit einer Immunreaktion spezifisch auf die zugeführte Substanz antworten kann.

Der nächste Schritt ist die entsprechende Beobachtung – typischerweise werden ja Immunantworten auf Impfstoffe auf Basis sogenannter Antikörper (Abwehrstoffe) bewertet, wobei dies nicht immer der Weisheit letzter Schluss ist. So wissen wir beispielsweise, dass in manchen Situationen die gemessenen Antikörper im Blut nur sogenannte Surrogat-Marker sind. Das bedeutet, dass einfach zu bestimmende Werte untersucht werden, die einen zuverlässigen Rückschluss auf Gegebenheiten gestatten, die direkt nur sehr schwer oder gar nicht messbar sind.

Ein Beispiel: Um den Effekt einer Impfung gegen Hepatitis-B nachweisen zu können, wird üblicherweise eine Blutprobe gezogen und aus dieser die Konzentration der Abwehrstoffe gegen die verimpften Partikel gemessen, das sogenannte Anti-HBs (diese Abkürzung steht für Antikörper gegen das Hepatitis-B-Surface-, also Oberflächen-Antigen). Das Ergebnis dieser Untersuchung wird dann üblicherweise für die Bestimmung der Abwehrkraft verwendet. Genaugenommen ist dies nur bedingt richtig. Entscheidend für die Fähigkeit zur Bekämpfung der Hepatitis-B sind eigentlich (auch aufgrund der langen Inkubationszeit dieser Erkrankung) sogenannte Gedächtniszellen. Diese sind allerdings nur unter einem enormen technischen Aufwand messbar.

Über entsprechende Messeinrichtungen verfügen nur handverlesene Laboratorien im Bereich der Industrie oder der Universitäten. Eine derartige Messung ist also somit in der allgemeinen Praxis in Form von Routinetests nicht durchführbar. Allerdings wissen wir, dass bestimmte Mindestmengen an Abwehrstoffen im Blut (das sind die eben genannten Antikörper in Form von Anti-HBs) nur dann gebildet werden können, wenn auch ein „immunologisches Memory“ in Form der Gedächtniszellen angelegt wurde. Das bedeutet, dass ich durch die Messung dieser Abwehrstoffe auf die Ausbildung von Gedächtniszellen rückschließen kann. In der Praxis bedeutet das beispielsweise bei der Hepatitis-B Folgendes: Lassen sich im Blut geimpfter Personen ausreichend Antikörper nachweisen (Hinweis: der Grenzwert[(24)] hierfür ist in den USA nur ein Zehntel jenes Wertes, der in Europa angewandt wird), so kann man von der Ausbildung entsprechender Gedächtniszellen ausgehen, die dann auch Bestand haben, also mit hoher Wahrscheinlichkeit lebenslangen Schutz verleihen! Auch wenn die Antikörper im Blut mit der Zeit absinken, ja selbst wenn sie verschwinden, besteht also nach wie vor eine Abwehrmöglichkeit auf Basis der Gedächtniszellen. Dies ist ein Mechanismus, der für die Hepatitis-B Gültigkeit hat, aber nicht verallgemeinert werden darf. Vielmehr ist es bei zahlreichen anderen Krankheiten erforderlich, zur Verhinderung der Infektion stets entsprechende Konzentrationen von Abwehrstoffen, sogenannte Antikörpertiter, im Blut nachweisbar zu haben.

Nun wieder zurück zu unserem Kernthema: Ist also eine entsprechende Dosis definiert und gefunden (grundsätzlich können es zur exakten Definition auch noch zwei oder drei Dosen sein, die sich als potenzielle Kandidaten herauskristallisiert haben), folgt nach entsprechender Auswertung der Studienergebnisse der Phase 2 die Phase 3. Hierbei wird üblicherweise zumindest auf der Basis einer sogenannten doppelblinden Versuchsanordnung an großen Probandengruppen eine Untersuchung veranlasst, durch die ein entsprechender Vorteil, das heißt eine verbesserte Verteidigungsmöglichkeit der Geimpften, belegt werden soll. Obwohl in der Aussagekraft letztlich nicht immer ideal, werden für diese Studienphase üblicherweise Antikörpertests als aussagekräftiges Element zur Auswertung der Ergebnisse herangezogen. Kurz noch zu den Eckpunkten einer seriösen Phase-3-Studie: Wie bereits erwähnt, sollte das sogenannte Studiendesign zumindest auf einer doppelblinden Anordnung fußen. Das bedeutet, dass weder die Person, die den Stoff verabreicht, noch die Person, die die Injektion erhält, weiß, ob die verabreichte Substanz nun auch tatsächlich Wirkstoff enthält. Ein weiteres Kriterium einer hochwertigen Studie ist nämlich, dass sie placebokontrolliert erfolgt, dass also ein gewisser Prozentsatz der Versuchspersonen den Wirkstoff, der Rest aber nur ein Scheinmedikament (eben ein sogenanntes Placebo) erhält. Um eine mögliche Beeinflussung durch den in die Studie involvierten Arzt zu verhindern, werden derartige Studien üblicherweise auch randomisiert. Das bedeutet, dass die Zuordnung zu der Wirkstoff-Gruppe oder der Placebo-Gruppe auf der Basis eines Zufallsgenerators erfolgt und etwaige individuelle Faktoren sich somit bedingt durch die große Zahl der Studienteilnehmer bei der Gesamtauswertung aufheben, womit gewährleistet werden soll, dass diese Studie nicht in eine menschenbedingte Schieflage gerät. Da individuelle Faktoren, wie zum Beispiel der Ernährungszustand, Umgebungsbedingungen, Klima, der Wirtschaftsraum oder andere sozioökonomische Aspekte ebenfalls Einfluss auf Studienergebnisse haben können, wird zusätzlich häufig auch noch ein multizentrisches Studiendesign gewählt, das Produkt also an unterschiedlichen Orten der Welt in unterschiedlichen Bevölkerungsgruppen ausprobiert.

Dies alles trägt zweifellos zu einer Verbesserung der Aussagekraft der Studienergebnisse bei. Ein vielleicht sogar systemimmanentes, allerdings grundsätzlich bedauerliches, weil praxisfernes Phänomen ist, dass üblicherweise nur bestimmte gesunde, also auch immunologisch intakte Personen in derartige Studien eingeschlossen werden. Betrachtet man nämlich den in vielen Ländern ja mehr oder minder als verbindlich angesehenen und von Gesundheitsministerien abgesegneten Impfplan, so stellt man fest, dass ein durchaus erheblicher Teil der darin enthaltenen Impfungen für Personen bestimmt ist, die definitionsgemäß vorher von diesen Studien ausgeschlossen waren. Dies macht die Interpretation der Sinnhaftigkeit dieser Maßnahmen schwierig, da ja für diese zum Teil komplexe Fragestellung – also ob auch nicht gesunde und immunologisch nicht intakte Personen diese Impfung einerseits vertragen, andererseits den gewünschten Schutz entwickeln – dann üblicherweise kein (ausreichend) belastbares wissenschaftliches Datenmaterial verfügbar ist.

Der Vollständigkeit halber muss hier auch die Phase 4 erwähnt werden: Hierbei werden Produkte, nachdem sie auf den Markt gekommen sind, noch entsprechend weiter überwacht, woraus sich noch längere Beobachtungszeiträume ergeben und auch (sehr) seltene, aber spezifische Nebenwirkungen aufgespürt werden können.

Kommen wir nun zu den Grundprinzipien der Impfstoffe. Grob gesagt lassen sich anhand der Wirkelemente in den Impfstoffen drei unterschiedliche Wirkprinzipien unterscheiden:

1. Totimpfstoffe:
Hierbei werden inaktivierte Partikel, die erwiesenermaßen in der Lage sind, das Immunsystem anzuregen, appliziert. Dabei kann es sich um vollständige, durch spezifische Maßnahmen allerdings inaktivierte Krankheitserreger handeln, es können aber auch nur ganz spezifische Oberflächenbestandteile von Krankheitserregern als Impfstoff dienen.
Diese Oberflächenbestandteile sind im Idealfall für den Erreger beziehungsweise die Erregergruppe so charakteristisch, dass – auch wenn es sich nicht um vollständige Krankheitserreger handelt – diese im Falle des Eindringens trotz alledem zuverlässig identifiziert, neutralisiert und letztlich eliminiert

werden. Mit in diese Gruppe werden auch jene Impfstoffe gerechnet, die nicht vor dem Krankheitserreger selbst, sondern vor problematischen Substanzen, die Krankheitserreger freisetzen können, schützen sollen. Hier handelt es sich häufig um Toxine, die in ihrer entschärften Impf-Variante als Toxoide[(25)] bezeichnet werden. Diese Moleküle sind häufig so klein, dass sie vom körpereigenen Immunsystem nicht als Fremdstoff erkannt werden können. Hier macht man sich einen immunologischen Trick zunutze: Die Protein-Moleküle werden durch die Zugabe von Anjuvantien in ihrer Wirkkraft verstärkt, sodass die für die Immunität verantwortlichen Zellen verlässlich auf dieses Fremdmolekül aufmerksam gemacht werden. Beispiele für derartige Impfstoffe wären jene gegen Diphtherie und Tetanus.
Impfstoffe auf Basis ganzer Krankheitserreger sind durch das Auslösen mehrfacher Immunreaktionen üblicherweise breiter wirksam. Diese Wirksamkeit ist beispielsweise bei einer höheren Mutationsrate von Vorteil, da sich zwar einige Oberflächenstrukturen so verändern können, dass sie vom Immunsystem trotz Impfung nicht mehr erkannt werden, andere aber – die nicht oder nicht nennenswert mutiert haben – dennoch eine entsprechende Bekämpfung dieser Krankheitserreger ermöglichen. Der Nachteil dieser Impfstoffe ist, dass durch die Breite der Immunreaktion auch vermehrt unerwünschte Nebenwirkungen bedingt werden können. Ein gutes Beispiel hierfür ist die Schutzimpfung gegen Keuchhusten[(26)]. Diese war anfangs ein Ganzzell-Impfstoff und bot dem Körper in etwa 3.000 unterschiedliche „Gesichter“ als Erkennungssymbol an. Damit waren dies ein Vielfaches sogenannter

Antigene, als derzeit der gesamte (österreichische, deutsche oder schweizerische) Impfplan vorsieht. Der Vorteil einer relativ guten Immunität wurde – wie hoffentlich nachvollziehbar – durch zum Teil erhebliche Nebenwirkungen wieder aufgehoben. Manche mittlerweile ältere Personen werden sich vielleicht noch daran erinnern: Die in ihrer Kindheit vorgesehene (damals eben mit einem Ganzzell-Impfstoff durchzuführende) Keuchhusten-Impfung wurde bei Kindern, die beispielsweise zu Krampfanfällen neigten, bewusst unterlassen.
Das für Totimpfstoffe typische Charakteristikum ist – nebst der Tatsache, dass es sich um inaktiviertes Material handelt – auch das Faktum, dass hier eine üblicherweise streng geprüfte und auch hinsichtlich der Konzentration exakt definierte Menge innerhalb eines engen tolerierten Schwankungsbereichs an Wirksubstanz, die vorher aufgrund der Studienergebnisse verbindlich festgelegt werden muss, verabreicht wird. Genau dieser Aspekt ist beispielsweise auch für die sogenannte Haltezeit (Lagerung von Impfstoffen für eine bestimmte Dauer durch die Produktionsfirma *vor* der Auslieferung, um dann nochmals die Konstanz der Inhaltsstoffe prüfen zu können) und das Ablaufdatum wie auch die Vorgabe bestimmter Lagerungsbedingungen verantwortlich.

2. Klassische Lebendimpfstoffe:

Bei diesen Impfstoffen handelt es sich üblicherweise um sogenannte attenuierte (in ihrer krankmachenden Wirkung abgeschwächte) Krankheitserreger. Schon allein aus dieser Definition heraus ist abzuleiten, dass diese Krankheitserreger noch gewisse krankmachende Mechanismen in sich tragen, wobei dies üblicherweise klinisch keine nennenswerte Rolle spielt. Insbesondere ist davon auszugehen, dass bei korrekter Handhabung dieser Substanzen die für die Infektion mit dem natürlichen Krankheitserreger (Wildtyp) charakteristischen Komplikationen massiv zurückgedrängt, ja zumeist sogar ausgeschlossen sind. Es ist hinlänglich bekannt, dass bei der Lebendimpfung gegen Masern[(27)] beispielsweise kurzfristiges Fieber oder auch ein Masernausschlag (Exanthem) auftreten kann. Bei korrekter Verabreichung und Indikationsstellung für diesen Impfstoff ist jedoch nicht von den gefürchteten Komplikationen, wie beispielsweise einer sehr komplex klingenden Folgeerkrankung der natürlichen Infektion, nämlich der subakuten sklerosierenden Panenzephalitis (SSPE)[(28)], auszugehen. Dieser Begriff steht für eine Krankheit, die nicht akut, sondern eben verzögert (subakut) auftritt und zu einer bindegewebigen Umwandlung (sklerosierend) des Gewebes führt, wobei in diesem speziellen Fall das gesamte Gehirn (Pan = gesamt; Enzephalitis = Entzündung des Gehirns) betroffen ist.

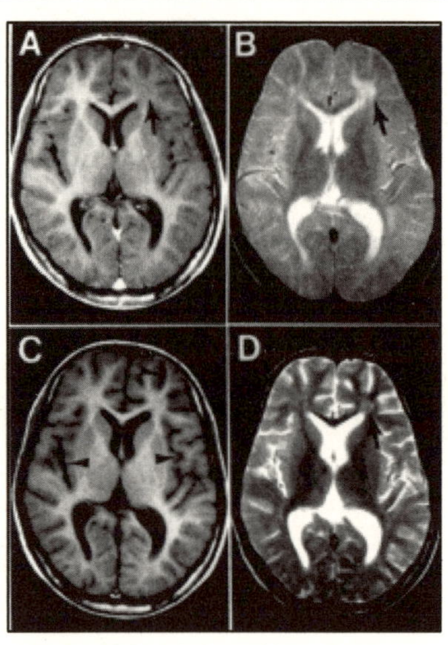

Abb. 10: Als *subakute sklerosierende Panenzephalitis* (SSPE) bezeichnet man eine Spätkomplikation nach einer Maserninfektion, die fast immer tödlich endet. Die Abbildung zeigt das MRT eines Patienten mit SSPE im zeitlichen Verlauf.

Der übliche Herstellungsprozess von Impfstoffen dieser Art zielt darauf ab, dem Wildtyp seine unterschiedlichen Angriffsmechanismen „abzutrainieren". Ein exzellentes Beispiel dafür ist der Gelbfieber-Impfstoff, der seit Jahrzehnten unverändert angewendet wird und für den Max Theiler[29] damals auch (aus meiner Sicht verdientermaßen) den Nobelpreis erhalten hat. Vermutlich hat die Gelbfieber-Impfung hunderten Millionen Menschen das Leben gerettet. Das natürliche Gelbfieber-Virus hat vor allem zwei Zielorgane: erstens das Gehirn – dies ist vor allem bei Kleinkindern relevant – und zweitens die Verdauungsorgane, und dabei vor allem die Leber – dies betrifft meistens Jugendliche und Erwachsene. Der Impfstoff wird von den allermeisten Personen hervorragend vertragen, solange etwaige Gegenanzeigen (Kontraindikationen) eingehalten werden. Bei der Herstellung des Impfstoffes wird dem Virus die sogenannte Gewebeaffinität, also im ersten Schritt das Andocken an Gehirnzellen, in einem weiteren die Attacke von Leberzellen abtrainiert. Letztlich findet man dann einen Gelbfieber-Stamm vor, der im Idealfall nur mehr von den Immunzellen aufgenommen wird und somit keine Schädigungen an Gehirn oder Leber mehr verursacht.

Generell erfordern Lebendimpfungen aber eine gewisse Abwehrkraft des Immunsystems und stellen somit im Falle einer nennenswerten Abwehrschwäche durchaus auch eine Gefahr für den Impfling dar. Diese Abwehrschwäche kann angeboren (beispielsweise durch eine angeborene Schwäche des Knochenmarks oder der Thymusdrüse), erworben (zum Beispiel durch eine HIV-Infektion) oder auch medikamentös bedingt sein (zum Beispiel durch die Einnahme von abwehrschwächenden Medikamenten = Immunsuppressiva einschließlich der sogenannten Biologicals, also immun-modulierender Substanzen). Ein wehrloser Körper ist somit durch Lebendimpfstoffe durchaus gefährdet, und es kann sogar zu tödlichen Impfkomplikationen kommen.

3. „Impfung" mit künstlich modifizierten Substanzen: Hierzu wären als Erstes sogenannte „Chimär"-Impfstoffe zu rechnen. Das Grundprinzip ist faszinierend, letztlich ist es aber trotz alledem, wenn man den ärztlichen Grundsatz „nihil nocere" (nicht schaden) ernst nimmt, nur mit entsprechender Sorgfalt anzuwenden. Das Grundprinzip dieses Impfmodells besteht darin, für den Menschen nicht krankmachende Mikroorganismen genetisch so zu verändern, dass an der Oberfläche Merkmale ausgeprägt werden, die das Vorhandensein gefährlicher Krankheitserreger vortäuschen. Sinnbildlich entspricht es somit dem Schaf im Wolfspelz (und nicht umgekehrt!). Es ist also ein grundsätzlich gutartiger Zeitgenosse, der sich nur als Bösewicht verkleidet hat. Dies geschieht dadurch, indem in die ursprüngliche Erbsubstanz-Information zu Oberflächenstrukturen von Bösewichten eingebaut wird, woraufhin dieser Mikroorganismus die Information verarbeitet und sich eben an der Oberfläche in Form eines Bösewichts darstellt. Diese Technik ist nicht ganz neu. Es gibt beispielsweise schon längere Zeit auf dieser Basis hergestellte Impfstoffe gegen *Japanische Encephalitis* und *Dengue-Fieber* und erst seit relativ kurzer Zeit jenen gegen *Ebola*[30]. In den etablierten Modellen konnte eine im Einzelfall zwar unterschiedliche, zumeist aber messbare Schutzwirkung nachgewiesen werden. Auch bei Ebola war diese durchaus zufriedenstellend – hier wurde ein Virus aus dem Tierreich entsprechend modifiziert, genaugenommen sind sogar mehrere Viren dieser Art in unterschiedliche Produkte eingeflossen. Teilweise wurden für den Menschen nicht krankmachende Viren als Träger (Vektor) verwendet, beispielsweise VS- oder Adenoviren. Natürlich muss man in der Gesamtbetrachtung immer auch die Krankheit, gegen die ein Schutz aufgebaut werden soll, in die Gesamtkalkulation miteinbeziehen. Somit ist es aus meiner Sicht auch ethisch vertretbar, gewisse Risiken oder Komplikationen in Kauf zu nehmen, wenn es sich einerseits um eine schwere Krankheit handelt und andererseits keine anderen praktikablen Alternativen zur Verfügung stehen, wie zum Beispiel bei dem Impfstoff gegen Ebola.

Ein für dieses Impfmodell vorgesehenes und auch in Verwendung befindliches Virus stammt aus der Gruppe der sogenannten Adenoviren. Unter diesen gibt es durchaus freundliche Zeitgenossen, die keinen Einfluss auf die menschliche Gesundheit haben, allerdings auch andere, die beim Menschen akute Krankheiten, wie zum Beispiel Augeninfektionen, ja selbst Tumoren auslösen können. Wie in bereits über zwanzig Jahre alten Versuchen, auf dieser Basis auch Impfstoffe gegen Tumoren zu entwickeln, nachgewiesen werden konnte, wird die Erbsubstanz des Adenovirus (Adenoviren sind DNA-Viren) mit geringer, aber quantifizierbarer Wahrscheinlichkeit (Bruchteile eines Prozents) in menschliche Erbsubstanz eingebaut! Dies bedeutet noch nicht zwangsläufig, dass daraus auch ein klinisches Problem resultieren muss, allerdings sollte dies schon im Wissen um die potenzielle Gefährlichkeit von Adenoviren Anlass zu besonderer Vorsicht sein. Insofern ist auch die erforderliche Beobachtungszeit aus meiner Sicht zwingend auf die Zeitlinie abzustimmen, die für die Entstehung möglicher Komplikationen, in diesem konkreten Fall von Tumoren, erforderlich ist. Üblicherweise bedeutet dies, unter Einberechnung dafür nötiger Sicherheitszuschläge, eine Beobachtungszeit von mehreren Jahren, andererseits aber auch die konsequente Durchführung von entsprechenden Tierversuchen (da bedauerlicherweise hierfür am lebenden Tier geforscht werden muss, weil Zellkulturen oder isolierte Organe leider keinen ausreichenden Rückschluss auf die krebsauslösende Wirkung dieser Substanzen gestatten). Ebenso wäre gerade hier auch die mögliche Einflussnahme auf die Fruchtbarkeit besonders streng zu prüfen. Es entspricht der ethischen Verpflichtung und auch der nachvollziehbaren Forderung an die Forscher, mangels jahrzehntelanger Erfahrung mit diesen Produkten, hier besonders vorsichtig mit diesen Substanzen und deren Indikationsstellung umzugehen.

Vermutlich fragen Sie sich jetzt: Wieso wurde hier jetzt nicht über sogenannte „mRNA-Impfstoffe“ geschrieben? Die Begründung dafür findet der geneigte Leser im nächsten Kapitel. Davor möchte ich aber noch kurz über die Verabreichungswege (Applikationswege) von Impfstoffen berichten. Jedem ist aus eigener Erfahrung (manchmal auch schmerzhaft) in Erinnerung: Da wird eine zumeist klare, hier und da auch milchige Flüssigkeit in eine Spritze aufgezogen (oder befindet sich schon vorgefertigt darin), dann wird eine meist einige Zentimeter lange Nadel auf die Spritze gesteckt (oder ist bereits eingebaut), als Nächstes wird je nach Vorliebe des zuständigen Arztes die Einstichstelle desinfiziert, eine eventuelle Einwirkzeit abgewartet und die Nadel dann bis zum Anschlag in der Muskulatur (meist des Oberarms) versenkt. Frisch gebackene Eltern haben ähnliche Erfahrungen mit nicht ganz so langer Nadel auch dahingehend gemacht, dass hier die Injektionen in die Außenseiten des Oberschenkels des Kindes gegeben wurden. Diese Form der Impfstoff-Applikation nennt man intramuskulär („in den Muskel"). Sehr viele Impfungen sind für diese Form der Anwendung hergestellt, getestet und auch zugelassen worden.

Jeder, der sich auch nur ansatzweise mit Pharmakokinetik (Was macht der Körper mit einem Medikament?) und Pharmakodynamik (Was macht das Medikament mit dem Körper?) auseinandergesetzt hat, weiß eines ganz sicher: Substanzen, die in den Muskel verabreicht werden, bleiben nicht dort (bedauerlicherweise hatte sich das im Zusammenhang mit der Corona-Immunisierung nicht zu einem ehemaligen österreichischen Gesundheitsminister[31], der selbst angibt, ein Arzt zu sein, herumgesprochen). Dabei werden unterschiedliche Präparationen, wie zum Beispiel Schmerzmittel oder auch Antibiotika, manchmal auf diese Art und Weise dem Körper zugeführt, und da ist allen klar, dass es sich nicht um die Behandlung der Region der Einstichstelle, also des Muskels, sondern um eine Behandlung des gesamten Patienten handelt, was eben eine Verteilung der Wirksubstanz auf den Körper voraussetzt.

Diese Verteilung kann in unterschiedlicher Form erfolgen. Ein Teil läuft direkt über die den Muskel versorgenden Blutgefäße, ein anderer über die sogenannten Lymphbahnen. Findet sich in dem injizierten Produkt etwas, was das Immunsystem anregt, wird dies naturgemäß zum Teil bereits in den ersten Filterstationen – das sind die Lymphknoten – aufgenommen, der Rest über die Lymphe weitertransportiert, um letztlich ins Blut und damit in den gesamten Körper zu gelangen.

Bei Personen, die blutverdünnende Medikamente (sogenannte Antikoagulantien) einnehmen, wurde die Rechtmäßigkeit einer intramuskulären Applikation immer wieder in Frage gestellt – genaugenommen zu Unrecht, denn auch antikoagulierte Patienten können intramuskulär[32] geimpft werden. Dies bedingt üblicherweise nur eine etwas längere Kompressionszeit an der Injektionsstelle. Um für diese Patientengruppe alternativ eine andere Injektionsform möglich zu machen, wurden einige Impfstoffe auch für die sogenannte subkutane Applikation zugelassen. Dabei wird der Impfstoff statt in den Muskel nur in das Unterhautfettgewebe injiziert. Die Weiterverarbeitung dieser Fremdstoffe ist in etwa vergleichbar mit der intramuskulären Injektion, was auch durch entsprechende Studiendaten belegt wird.

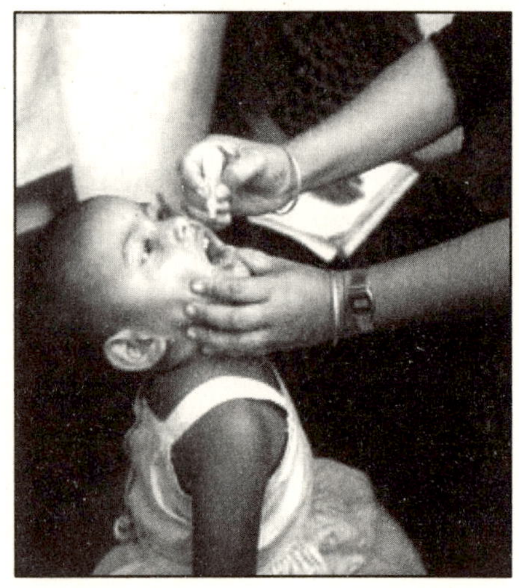

Abb. 11: Polio-Schluckimpfung in Afrika

Eine weitere Möglichkeit bieten sog. Schluckimpfungen. Bei Kindern besonders beliebt war in diesem Zusammenhang früher die Schluckimpfung gegen Kinderlähmung (Poliomyelitis). Diese wurde nämlich aus Attraktivitätsgründen auf einem Zuckerstück verabreicht. In jenen Regionen der Welt, wo diese Form der Impfung derzeit noch praktiziert wird, wird zumeist auf den Zucker verzichtet und der Impfstoff direkt in den Mund getropft, was belegt, dass Zucker für die schützende Immunreaktion verzichtbar ist. In den deutschsprachigen Ländern sind derzeit nur noch andere Schluckimpfungen in Gebrauch, wie zum Beispiel jene gegen Rotaviren, Typhus oder Cholera.

Derzeit gibt es einen Impfstoff, nämlich jenen gegen Grippe bei Kindern und Jugendlichen, der intranasal (in die Nase)[(33)] verabreicht wird. Dies hat (wie auch die Schluckimpfung) neben der Schmerzlosigkeit den Vorteil, dass bei der Immunreaktion in erster Linie auch jene Abwehrstoffe gebildet werden, die Krankheitserreger bereits im Bereich der Schleimhaut bekämpfen und damit schon einer primären Vermehrung der Krankheitserreger entgegenwirken können. Vor allem diese Impfstoffe sind auch in der Lage, weitere Übertragungen dieser Krankheitserreger durch die frühzeitige Blockade der Vermehrung zu unterbinden. Das Resultat bezeichnet man als eine sogenannte „sterile Immunität". Noch unmissverständlicher ist hierfür der englische Fachbegriff „transmission blocking" (Unterbrechung der Übertragung).

Früher gab es auch noch eine weitere Form der Impfstoffapplikation, und zwar die intradermale. Im Gegensatz zur subkutanen Impfung wird hierbei der Impfstoff in die obersten Hautschichten eingebracht, wobei es zum Auftreten einer sogenannten Impf-Quaddel kommt (dabei kommt es zu einer Vorwölbung der Hautoberfläche bei gleichzeitiger Erblassung und einem diskreten

Spannungsgefühl in der Haut). Diese Form der Impfung wurde zur Immunisierung gegen Tuberkulose routinemäßig bei Neugeborenen eingesetzt. Nach einiger Zeit zeigte sich allerdings, dass durch diese Maßnahme nicht der gewünschte Effekt, nämlich der Schutz vor der Tuberkulose (die sich häufig ja primär in der Lunge manifestiert) erwirkt werden konnte, sie andererseits aber die Tuberkulose-Diagnostik durch falsch-positive Resultate zu verzerren in der Lage war. Dazu kam noch, dass insbesondere durch die Verwendung höher dosierter Impfstoffe bei manchen Patienten durch diese Impfung (mit dem sogenannten BCG-Stamm) eine Lymphknotentuberkulose[(34)] ausgelöst werden konnte – insbesondere bei abwehrgeschwächten Patienten, wie zum Beispiel jenen mit HIV-Infektion. Bedingt durch die vorliegende Abwehrschwäche resultierte daraus häufig auch ein chronisches Krankheitsbild mit einem großen Leidensdruck. Dies alles führte zu einer massiven Einschränkung dieser Impfung – im deutschsprachigen Bereich wird sie schon seit vielen Jahren nicht mehr angewendet.

Dabei ist diese intradermale Anwendung genaugenommen ein genialer Schachzug: Damit bringt man nämlich den für die Impfung vorgesehenen Fremdstoff genau in eine Hautschicht, wo sich äußerst potente Zellen des Immunsystems, die sogenannten Langerhanszellen (eine Untergruppe der Dendritischen Zellen) befinden. Mit anderen Worten: Dem Immunsystem wird ein leicht verdaulicher Köder direkt vors Maul gelegt. Diese Methode wurde unter anderem auch bei einem experimentellen Impfstoff gegen den häufigsten Erreger des Reisedurchfalls (Enterotoxigene Escherichia coli) getestet, indem die Haut durch entsprechende Behandlung mit „Sandpapier“ aufgeraut und anschließend der

Impfstoff in Form eines „getränkten Pflasters“ aufgebracht oder aber der Impfstoff über Mikronadeln in die obersten Hautschichten eingebracht wurde. Hier zeigte sich die enorme Schlagkraft des Immunsystems. Es kam nämlich zu massiven Entzündungen, basierend auf der Abwehrreaktion in diesen Bereichen, weswegen dieser Impfstoff letztlich nicht auf den Markt gekommen ist. Eine Impfung gegen Influenza wurde hingegen entsprechend diesem Prinzip auf den Markt gebracht. Dabei wurde der Impfstoff mit einem „Schussapparat“[(35)] mittels einer sehr feinen Nadel in diese oberste Hautschicht eingebracht, was sich bei den Geimpften primär besonderer Beliebtheit erfreut hatte, da der Impfvorgang nicht zu spüren war. Dies sollte sich aber auf der Basis der Hautreaktion kurze Zeit später rächen: Auch hier kam es zu zum Teil massiven Reaktionen, sodass sich letzten Endes auch dieser Impfstoff nicht am Markt behaupten konnte.

Die einzige derzeit auch bei uns noch nennenswerte Anwendung dieser Art besteht in der auch offiziell zugelassenen Möglichkeit, Tollwutimpfstoff in deutlich reduzierter Dosis intradermal[(36)] zu verabreichen, was zu nennenswerten Einsparungen dieses (wertvollen) Impfstoffes genutzt werden kann.

„Hätte man die Injektionen modifizierter mRNA, die (zumindest offiziell) zur Immunisierung gegen SARS-CoV-2 eingesetzt wurden, von vorneherein nicht als Impfung, sondern als das bezeichnet, was sie sind, nämlich als risikobehaftete und potenziell Erbsubstanz-verändernde, nicht ausreichend getestete Medizinprodukte, und damit klargemacht, dass sie sich somit erheblich von traditionellen Impfstoffen unterscheiden, wäre es wohl kaum gelungen, diese experimentellen Substanzen als ‚Game-Changer' und Ausweg aus der Pandemie zu etikettieren und somit die Mehrheit der Weltbevölkerung zuerst durch Täuschung in eine falsche Erwartungshaltung zu versetzen und dann – erst ohne nennenswerten Widerstand, später zum Teil unter massivem Druck – in die Nadel zu treiben."

Prof. Dr. med. univ. Dr. phil. Martin Haditsch

Kapitel 3
Warum sage ich „Spiken" statt „Impfen"?

Vermutlich haben Sie sich schon gefragt, warum ich bei der Beschreibung der Impfstoffe nicht auf die (zumindest im deutschsprachigen Bereich!) am häufigsten zum Schutz vor Corona angewendeten Substanzen eingegangen bin, nämlich die sogenannten „mRNA-Impfstoffe". Nun, der Grund dafür ist, dass es sich hier nicht um konventionelle mRNA handelt, obwohl alle vordergründig ja nachvollziehbaren – ja auch nach*prüf*baren – Kommentare zu mRNA richtig zu sein scheinen. Dabei geht es um die Fragen der Umweltstabilität, die Verweildauer im Serum, die Abbaugeschwindigkeit durch spezifische Enzyme (RNAsen), die doch schnelle Umwandlung beziehungsweise den schnellen Abbau von mRNA innerhalb der Zellen und um die Leugnung der Umwandlung von mRNA in DNA und so weiter.

Um hier auch einen relevanten Unterschied zu machen beziehungsweise die Aufmerksamkeit auf diesen Unterschied zu lenken, bezeichne ich die in den Immunisierungsstoffen enthaltene mRNA als **m**mRNA, wobei das erste „m" für „modifiziert" steht. Ich weiß, dass es hierfür auch andere durchaus nachvollziehbare Bezeichnungen gibt, wie zum Beispiel „modRNA", aus denen ebenfalls die Modifikation dieses Moleküls abzulesen ist; da RNA aber in verschiedenen Formen auf Zellebene vorkommt und grundsätzlich auch modifiziert werden könnte, erscheint es mir für die eindeutige Zuordnung essentiell, das für Botenstoff stehende „m" der mRNA nicht herauszustreichen. Es ist mir wichtig, durch eine entsprechende Kennzeichnung die beschwichtigenden Aussagen, die üblicherweise im Zusammenhang mit mRNA gemacht werden, zu relativieren, ja sogar zu konterkarieren. So kommt mmRNA ja in einer speziellen Verpackung, den sogenannten kationischen Lipiden (positiv geladenen Fettmolekülen), in den Körper und entzieht sich somit dem Zugriff der im Blut reichlich vorhandenen Enzyme, deren Aufgabe es ist, mRNA zu inaktivieren. Des Weiteren wurden bei der Modifikation der mRNA auch bestimmte Tricks angewandt, wie zum Beispiel der Einbau einer spezifischen Nukleinsäure mit dem Namen Pseudouridin[37], deren zentrale Aufgabe es ist, diese modifizierte mRNA durchsetzungsfähiger, langlebiger, robuster und wirksamer zu machen. Damit ist sowohl das Leistungsspektrum als auch die Verhinderung eines allzu schnellen Abbaus gemeint.

Basierend auf dieser Modifikation und der spezifischen Hülle ergibt sich die Problematik, dass wie bei jedem klassischen Impfstoff, insbesondere aber bei Totimpfstoffen (und als solcher wurde ja die Produktlinie mmRNA von diversen sogenannten „Experten" etikettiert), Angaben zu bestimmten zentralen Fragen verlangt werden:

- Welche Zellen verarbeiten diese Moleküle?
- Welche Dosis der Immunisierungssubstanz wird letztlich im Körper wirksam?
- Welcher Schutz ist über welche Dauer im Vergleich zu möglichen Nebenwirkungen zu erwarten, also wie verhält sich dann das Nutzen-Risiko-Profil?

Dies ist bei dieser völlig neuen Technik, bei der die Zielzellen ja auf die Produktion des Spike-Proteins umprogrammiert werden, völlig offen, unter anderem deswegen, weil ja bisher noch überhaupt nicht geklärt ist, welche Zellen denn überhaupt als Zielzellen fungieren können. Und gibt es denn auch Zellen, die erwiesenermaßen *nicht* die Fähigkeit haben, diese sogenannten Nanopartikel aufzunehmen? Des Weiteren gibt es Fragen zu den bisher nicht ausreichend bekannten Aspekten der Konzentration intakter Nanopartikel zum Zeitpunkt der Injektion, was natürlich von der ursprünglichen Konzentration in der Ampulle abhängig ist – die Zulassungsbehörden gestatten ja erhebliche und noch nie dagewesene Schwankungsbreiten(38)! Hier kommt auch noch die Tatsache hinzu, dass die äußeren Umstände in der Zeit zwischen der Herstellung der Spike-Stoffe an der Produktionsstätte bis zur Injektion aufgrund der Empfindlichkeit der Nanopartikel gegenüber Erschütterung, Temperatur(-schwankungen), ja möglicherweise mechanische Einwirkungen wie das Klopfen an der Spritze zur Entfernung etwaiger Luftbläschen, ja selbst Schwerkräfte in zu dünnen Injektionsnadeln einen erheblichen Einfluss auf die tatsächlich verabreichte Dosis an mmRNA haben.

Es gibt Fragen über den Ort und die Geschwindigkeit der Aufnahme der Nanopartikel. In einer skandinavischen Studie(39) wurde ja zum Beispiel noch Wochen nach der Applikation mmRNA im Blut nachgewiesen. Es gibt Fragen zu den unterschiedlichen Fähigkeiten der Zielzellen, das Spike-Protein zu produzieren beziehungsweise auch zur Geschwindigkeit dieser Zellen, mit der die Spike-Protein-Produktion beginnt.

- Wie schnell wird welcher Anteil des produzierten Spike-Proteins nach außen, also ins Blut oder in das umgebende Gewebe beziehungsweise in die Lymphbahnen abgegeben?

- Welcher Prozentsatz verbleibt für welche Dauer im Bereich der Zellmembran? Das macht ja die Zelle zum Zielorgan eines sensibilisierten Immunsystems, da durch das Spike-Protein ja der Eindruck einer „feindlichen Zelle“ erweckt wird.
- Dringt in der Zelle verbliebenes Spike-Protein eventuell in den Bereich der zentralen Struktur jeder Zelle, also in den Zellkern?
- Wenn ja, wann und in welchem Umfang?
- Wird es dort (was ebenfalls im Labor bewiesen wurde) wichtige Reparaturenzyme[(40)] des menschlichen Körpers, die unter anderem die Entstehung von Krebs verhindern sollen, lahmlegen?
- Bis zu der Frage, ob und wenn ja in welchen Zellen diese modifizierte mRNA durch spezifische Enzyme, sogenannte „reverse Transkriptasen“, auch im menschlichen Körper in DNA umgewandelt und in der Folge in den Zellkern eingebaut wird, ist alles offen.

Bei einem traditionellen Impfstoff stellt sich ein Großteil dieser Fragen gar nicht. Manche offenen Punkte mussten aber in der Vergangenheit durch entsprechend angelegte Studien, einschließlich entsprechend geplanter und ausgewerteter Tierversuche (wenn es zum Beispiel um die Fruchtbarkeit, die Sicherheit für ungeborenes Leben und die Fragestellung der Tumorentstehung ging), gewissenhaft, seriös und transparent abgeklärt werden. Dies ist im Zusammenhang mit diesen neuen Substanzen entweder gar nicht, in jedem Fall aber nicht ausreichend erfolgt. Immer wieder wird in diesem Kontext als Argument für die so schnell mögliche Marktzulassung die Teleskopierung[(41)] der Studienphasen genannt. Dieses Verfahren beschreibt die Möglichkeit, Studienphasen nicht hintereinander, sondern parallel zueinander ablaufen zu lassen. Auch hier wurde pseudo-logisch argumentiert, dass nämlich durch diese Vorgehensweise ein enormer Zeitraum eingespart werden konnte, da die Studienphasen gleichzeitig abgelaufen sind, wodurch die Gesamtdauer so dramatisch verkürzt werden konnte. Erschütternd ist in diesem Kontext für mich einerseits die Dreistigkeit dieser Behauptung, andererseits aber noch viel mehr, dass genau diese Behauptung von diversen sogenannten „Experten" völlig realitätsfremd und im Gegensatz nicht nur zu deren hochwertiger Ausbildung, sondern auch zum völlig normalen allgemeinen Hausverstand übernommen und als reflektorische Antwort gegenüber kritischen Meinungen auch mit dem Brustton der Überzeugung medienwirksam wiederholt wurde.

Dabei muss doch jedem einigermaßen vernunftbegabten Menschen (und das setzt gar keine spezifische Ausbildung voraus) klar sein, dass es schlicht unmöglich ist, einen Prozess, in dem einer der Schritte eine Mindestdauer von zwei Jahren hat, durch bestimmte Verschachtelungen auf wenige Wochen oder Monate zu verkürzen. Hier kann man aus meiner Sicht den Aspekt der Unwissenheit nicht mehr geltend machen, da es sich um triviales, nicht fachspezifisches Allgemeinwissen handelt und man jenen Leuten, die dies vollmundig verkündet haben, die Absurdität dieser Behauptung nicht mehr nachsehen darf, weil die durch diese dramatische Verkürzung verursachten, letztlich ja mittlerweile auch erwiesenen und zum Teil dramatischen Auswirkungen auf die Gesundheit der „Immunisierten" ja zunehmend bekannt werden und die bereits dokumentierten Fälle[42] alles bisher im Zusammenhang mit traditionellen Impfungen Gesehene in den Schatten stellen.

Das besonders Perfide daran ist ja auch die Tatsache, dass die Zulassungsdaten für manche Substanzen offensichtlich durch verschiedene Maßnahmen, die genaugenommen die Studien ja unzulässig machen würden, manipuliert wurden. Dies wiederum wäre bei der zu fordernden Genauigkeit und in Anbetracht der Konsequenzen auch ebenso einzufordernden Verantwortung der Zulassungsbehörden unschwer zu erkennen gewesen und hätte auf dieser Basis – insbesondere in Anbetracht der damals bereits verfügbaren Daten zu Spike-Proteinen und deren krankmachender Wirkung – also niemals auch nur zu einer bedingten Zulassung beziehungsweise Notfallzulassung führen dürfen.

Ein weiterer Grund, diese Substanzen nicht als Impfstoffe zu bezeichnen, besteht darin, dass traditionell bei klassischen Impfstoffen stets auch das Verhältnis der gewünschten Wirkung, folglich also des erwiesenen Schutzes vor Krankheitserregern, den möglichen Nebenwirkungen, also möglichen Schädigungen der geimpften Person, gegenübergestellt werden muss und bei korrekter und transparenter Auswertung der Daten das Verhältnis zweifellos und umfänglich auf Seiten der Vorteile im Sinne des Infektionsschutzes zu verorten ist. Hier wurde mit zum Teil erheblichem Aufwand, ja vermutlich auch nennenswerter krimineller Energie, mit zum Teil unlauteren Methoden versucht, mögliche Nebenwirkungen des Spikens, sowohl was die Frequenz als auch was die Intensität betrifft, kleinzureden, herunterzuspielen, zu ignorieren oder zu zensieren. Wie unschwer daraus ablesbar ist, wurde somit der Möglichkeit einer rationalen, sachlichen Bewertung dieses Verhältnisses von Vor- und Nachteilen der Boden entzogen.

Trotz alledem ist diese Rechnung nur zum Teil aufgegangen. Einer der klassischen Kernparameter traditioneller Impfstoffe ist die Festlegung einer (Mindest-)Schutzdauer. Auch hier ergeben sich bei den Spike-Stoffen nennenswerte Probleme. Dies war bei der ersten Generation der Spike-Stoffe auch (zumindest für Leute, die wirklich etwas von der Sache verstehen) nicht anders zu erwarten. Die für die Immunisierung verwendete Sequenz der Nukleinsäure in der mmRNA (das heißt, die für die Herstellung des Eiweißes verantwortliche Nukleinsäurenstruktur) versetzte die betroffenen Zellen ja nur in die Lage, das Spike-Protein des ursprünglichen Wuhan-Stammes[(43)] von SARS-CoV-2 herzustellen. Nun ist es für die meisten Biologen und andere Naturwissenschaftler, aber auch Ärzte, ein altbekanntes Phänomen, dass alle Mikroorganismen, vor allem aber RNA-Viren, eine gewisse Tendenz zur Veränderung ihres Erbgutes (Mutation) haben. Dies ist eine Form der Anpassung an ihre Umgebung mit dem Ziel, die Erhaltung der eigenen Art (wobei Viren keine Lebewesen sind) sicherzustellen. Mikroorganismen, die keine Adaptierungsmöglichkeiten haben, sind somit in den meisten Fällen zum Aussterben verurteilt. Da dieser Mechanismus einer der grundlegenden Mechanismen allen Lebens beziehungsweise aller Vermehrungsfähigkeit ist, müssen wir davon ausgehen, dass diese Eigenschaft (wo erforderlich) systemimmanent ist.

Einer der ganz besonderen Mechanismen, die den Fortbestand von Mikroorganismen gefährden können, ist die Fähigkeit des (angeborenen und erworbenen) Immunsystems, Erreger von Krankheiten in irgendeiner Form unwirksam zu machen – das bedeutet zumeist, diese zu eliminieren. Dieser Mechanismus greift allerdings üblicherweise nur dort, wo ein Mikroorganismus auch in der Lage wäre, eine Beeinträchtigung der Gesundheit zu bedingen. Somit bleiben Keime (oder auch Viren, man möge mir diese Unschärfe nachsehen) in Bereichen, wo sie keine Krankheit bedingen, sondern beispielsweise Oberflächen kolonisieren, unbehelligt, ja oftmals kommt es hier sogar zu unverzichtbaren positiven Wechselwirkungen; zum Beispiel ist eine natürliche Flora, wie wir sie beispielsweise im Bereich der Haut[(44)] und der Schleimhäute finden, für die Gesunderhaltung sogar unverzichtbar. In allen Bereichen wirkt sich aber eine etwaige Beeinträchtigung der Lebensbedingungen für Mikroorganismen in jener Richtung aus, dass empfindlichere Vertreter eliminiert werden. Umweltstabilere, resistentere Vertreter überleben und füllen letztlich die für sie vorgesehene Nische zunehmend aus. Diesen ebenfalls völlig natürlichen Prozess bezeichnet man als Selektion (die selektierten Vertreter als Escape-Mutationen[(45)] oder Fluchtvarianten).

Im Zusammenhang mit den Spike-Stoffen war somit keine sonderliche prophetische Gabe erforderlich, um vorherzusagen, dass bei breiter Anwendung eines bereits bei der Markteinführung hoffnungslos veralteten Produktes (damals zirkulierte bereits die Alpha- beziehungsweise Delta-Variante) diese Maßnahme keinen Erfolg bei der Eindämmung klinischer Fälle haben würde. Neuere Studien belegen, dass letztlich auch Nachbesserungen in Form des bivalenten Spike-Stoffs, der zusätzlich auch Spike-Protein der Omikron-Variante produziert, keinen durchschlagenden Erfolg hatten beziehungsweise haben.

Die Möglichkeit, durch besonders hohe Konzentrationen an Abwehrstoffen eventuell marginal schützende Reaktionen auslösen zu können (sogenannte Kreuzimmunität), wurde aus meiner Sicht in fast peinlich anmutender, armseliger Art und Weise als Erfolg sogenannter Booster-Impfungen[(46)] verkauft. Die für diese nicht nachhaltigen Reaktionen erforderlichen zusätzlichen Injektionen müssten in einer völlig praxisfremden Frequenz verabreicht werden – und ich habe hier noch kein Wort über die mit diesen Injektionen ja auch zwangsläufig verbundenen negativen Auswirkungen verloren. Unterm Strich ist also auch die, wenn überhaupt vorhandene, dürftige Schutzdauer[(47)] ein weiterer Grund, diese Substanzen nicht als „Impfstoffe“ zu bezeichnen.

Grundsätzlich können Impfungen natürlich immer auch Nebenwirkungen haben. Man unterscheidet hier in klassischer Art und Weise zwischen lokalen Nebenwirkungen, milden systemischen Nebenwirkungen und schweren, möglicherweise lebensbedrohlichen Nebenwirkungen. All diesen ist bei traditionellen Impfstoffen eines gemeinsam: Das zeitliche Fenster zwischen dem Anlass (der Impfung) und der Reaktion (der Nebenwirkung) ist umrissen und überschaubar. So kann man mit höchster Wahrscheinlichkeit davon ausgehen, dass sich lokale Nebenwirkungen maximal nach einer Woche, üblicherweise aber bereits nach zwei bis drei Tagen darstellen und systemische (den ganzen

Körper betreffende) Nebenwirkungen, in Abhängigkeit von der verwendeten Substanz, spätestens nach zwei bis drei Wochen eintreten sollten. Wirklich schwere Nebenwirkungen mit nachhaltiger Schädigung oder Todesfolge sind – mit Ausnahme echter Unverträglichkeitsreaktionen auf allergischer Basis (sogenannter anaphylaktischer Schock) bei aktuellen modernen Standard-Totimpfstoffen, ja selbst bei Lebendimpfungen die absolute Ausnahme. Anders verhält sich dies bei den Spike-Stoffen.

Hier gibt es (durch Studien belegt) einerseits sehr kurzfristig bereits schwere Nebenwirkungen, die wir bei Standardimpfungen vom zeitlichen Ablauf her nur von allergischen Reaktionen kennen, die beispielsweise auch auf Autoimmunphänomene bei bereits sensibilisierten Personen zurückgeführt werden können, aber die Kriterien des klassischen allergischen Schocks nicht erfüllen. Andererseits kann es durch weiterhin zirkulierendes Spike-Protein oder später eintretende Autoimmunprozesse auch noch deutlich später – viele Wochen bis mehrere Monate später – zu zum Teil schwersten Nebenwirkungen, ja sogar zu Todesfällen kommen.

Vermutlich gibt es auch noch weitere Aspekte, die einen dazu berechtigen würden, traditionelle Impfstoffe von Spike-Stoffen zu unterscheiden. Die Erfassung dieser Unterschiede wird unter anderem auch durch die Behinderung der Meldung von Nebenwirkungen[(48)], durch Probleme bei der Untersuchung von Nebenwirkungen und nicht zuletzt auch durch die nun zunehmend aufbrechende Blockade der medialen Diskussion über Nebenwirkungen erschwert. Wir müssen aber wohl davon ausgehen, dass wir hier unter Berücksichtigung der Tatsache, dass wir erst einen sehr beschränkten Zeitraum überblicken, in dem ein auf einer völlig neuen Plattform entwickeltes Medizinprodukt nicht nur in den zellulären Stoffwechsel, sondern mit einer gewissen Wahrscheinlichkeit auch – allen gegenteiligen Beteuerungen zum Trotz – in die menschliche Erbmasse eingreift, noch einen nennenswerten, wissenschaftlich spannenden, aber gleichzeitig auch emotional massiv belastenden Lernprozess vor uns haben.

Eine neue Studie des kanadischen Wissenschaftsteams *Correlation Research* vom 17. September 2023 zeigt auf: In 17 untersuchten Ländern der südlichen Hemisphäre (die 9,1% der Weltbevölkerung repräsentieren) erscheint eine Übersterblichkeit erst mit dem Einsatz der Corona-Impfung. Geschätzt fielen diesen Substanzen in diesen Ländern ca. 17 Millionen Menschen (das sind 0,2% der Weltbevölkerung) zum Opfer, dabei vermehrt ältere Personen.
Die Autoren der Studie kommen daher zu dem Schluss, dass Regierungen die Politik, älteren Menschen bei der Impfung mit COVID-19 Vorrang einzuräumen, sofort beenden sollten.

www.correlation-canada.org[123]

Kapitel 4
Durch Spike-Stoffe verursachte Probleme

Das Eingangsproblem, das ich wegen seiner Bedeutung sofort erwähnen möchte, ist die Studiendauer. Üblicherweise dauert die Entwicklung von Impfstoffen etwa acht bis zwölf Jahre, das Mindeste bisher waren vier Jahre. Offiziell wurden die Spike-Stoffe durch zwei parallellaufende Prozesse sehr schnell auf den Markt gebracht. Das Eine war, wie bereits erwähnt, das sogenannte Teleskopieren, also dass Studienphasen nebeneinander statt hintereinander abgewickelt wurden, das Zweite war ein sogenanntes „rolling review“[(49)], was nichts anderes bedeutet, als dass fertiggestellte Daten nicht zusammengesammelt und am Ende der Studienphase im Block der zuständigen Kontrollbehörde übergeben werden, sondern diese, sobald sie erhoben sind, in einem permanenten Austausch mit der Zulassungsbehörde übermittelt und bewertet werden. Diese scheinbaren Argumente sind aber aus mehreren Gründen nicht haltbar und aus diesem Grund auch nur scheinbar logisch. Erstens haben wir als minimale Dauer jenen Zeitraum zu veranschlagen, den – selbst bei paralleler Durchführung der Studienphasen – die längste Phase als Mindestdauer vorzusehen hat, und das sind zwei Jahre. Zweitens sind oftmals zur Auswertung der Daten alle erhobenen Daten in eine Datenbank einzupflegen, mit anderen Worten: Die stete Übermittlung bringt nur bedingt einen Zeitgewinn.

Ein ohne Übertreibung dramatisches Problem stellen die bereits im Rahmen der Studien erfassten Nebenwirkungen der Spike-Stoffe dar, die – wie nicht anders zu erwarten – sich dann auch durch Erfahrungen in der breiten Anwendung bei der Bevölkerung bestätigt haben. Bereits in der Studienphase traten beispielsweise bei dem Produkt von BioNTech/Pfizer Ungereimtheiten auf. So wurden Nebenwirkungen, die beispielsweise in Argentinien erhoben wurden, fallengelassen und tauchen nicht im Report auf. Auch ist bisher nicht geklärt, weswegen zwar zirka 42.000 Personen in die Studie aufgenommen, aber nur zirka 39.000 in die Auswertung hineingenommen wurden. Gründe für das Ausscheiden mögen mannigfaltig sein, und darunter wären durchaus auch plausible, unproblematische Argumente denkbar. Da es aber keine Information zu diesen sogenannten „dropouts" gibt, liegt zumindest der Verdacht nahe, dass hier problematische Aspekte vertuscht werden sollten.

Mit Dezember 2020 wurden nach unverantwortlich kurzer Zeit diese Produkte ausgeliefert und Immunisierungskampagnen gestartet. Wie problematisch diese Substanzen bereits in der Primärphase waren, möchte ich an zwei Beispielen illustrieren. Hierbei möchte ich als erstes Beispiel Folgendes erwähnen: Es wurden in der Zeit zwischen dem Ausrollen der Impfung für die Allgemeinheit, was zirka Mitte Dezember 2020 war, im Beobachtungszeitraum von etwa drei Monaten, das heißt bis zum 28. Februar 2021, zirka 42.000 Nebenwirkungen an die Firma Pfizer gemeldet sowie auch 1.200 Tote. Das zumindest primär als vertraulich bezeichnete Protokoll führt diese Nebenwirkungen als Krankheitsbezeichnungen kleingedruckt und in ununterbrochener Listung, das heißt im besonders dichten Druck, auf zirka acht Seiten im DIN-A4-Format auf. Dabei sind praktisch alle Organsysteme betroffen, wobei jene des Nervensystems und des Herz-Kreislauf-Systems besonders hervorstechen. Als Zweites möchte ich auch auf eine besondere, bisher in dieser Form noch nicht beobachtete Kombination von Infektion und Immunisierungsnebenwirkung hinweisen. Anfang des Jahres 2021 wurde Großbritannien von der britischen Variante des Corona-Virus überrollt. Aufgrund der hohen Infektionsgefahr wurden – bei oberflächlicher Betrachtung ja vordergründig durchaus logisch und plausibel – die damals ja nur limitiert verfügbaren Spike-Stoffe nach Infektionsrisiko stratifiziert angewandt. Mit anderen Worten: Jene Personen, die seitens der Infektion besonders gefährdet waren, wurden als Erstes „ge-spike-t“[1]. Diese Stratifizierung wurde dominant durch das Alter der Personen definiert, und die sogenannten „Impf“-Aktionen wurden in erster Linie in Altersheimen durchgeführt. In dieser Phase ereigneten sich in Großbritannien auch besonders viele Todesfälle in Altersheimen. In Anbetracht der laufenden Infektionswelle wurden die Verstorbenen auch mittels PCR-Test auf die Infektion mit SARS-CoV-2 untersucht, und so – wie auch nicht anders zu erwarten – war ein erheblicher Teil der Betroffenen auch im Test positiv und wurde folglich in die Liste der an COVID-19 Verstorbenen aufgenommen.

Es ist der beeindruckenden Arbeit[(50)] von Prof. Kuhbandner zu verdanken, dass diese vordergründig ja logische Situation noch einmal detaillierter analysiert wurde, was letztlich zu einem durchaus überraschenden Ergebnis geführt hat. Prof. Kuhbandner hatte nämlich die altersstratifizierten „Impf“-Gruppen den Listen der Verstorbenen, die ebenfalls altersstratifiziert wurden, gegenübergestellt. So (und nur so) ließ sich zeigen, dass die Todesfälle

---

1 Ich habe diese Schreibweise gewählt, da es im Englischen nur „spiked“ (ohne „ge“, dafür mit „d“) heißen würde, dies aber eingedeutscht mit „t“ zu schreiben ist. So wird auch der englische Wortstamm unmissverständlich sichtbar.

genau jene Altersgruppen betrafen, die kurz zuvor ge-spike-t worden waren. Mit anderen Worten: In der ersten Phase starben vor allem die besonders Alten, und genau die waren kurz zuvor ge-spike-t worden, danach die etwas Jüngeren, die auch wieder etwas zuvor ge-spike-t worden waren, und so weiter. Bei nicht differenzierter Betrachtungsweise ergab dies eine relativ glatte Kurve von Todesfällen, die überwiegend SARS-CoV-2-positiv waren und deshalb als COVID-Tote geführt wurden. Es mag wohl so sein, dass die Infektion mit SARS-CoV-2 bei diesen Personen letztlich todesursächlich war, die Tatsache (die übrigens auch in den Zulassungspapieren der Pfizer-Spike-Stoffe vermerkt ist), dass in der Zeit nach der Verabreichung des Spike-Stoffs die körpereigenen Verteidigungszellen, die sogenannten T-Lymphozyten, deutlich abgefallen sind und damit die Verteidigungsfähigkeit des Körpers negativ beeinflusst wird, lässt aber durchaus auch die Vermutung aufkommen, dass die Personen erst durch das Spiken dermaßen in ihrer Abwehrkraft geschwächt wurden, dass bei ihnen die zeitgleich oder im Anschluss stattgehabte SARS-CoV-2-Infektion im erhöhten Maß zu einem schweren beziehungsweise tödlichen Verlauf geführt hat.

Neben den damals erfassten klassischen Komplikationen wurden durch das Spiken auch vier (zumindest bis dahin im Zusammenhang mit Immunisierungen) noch nicht bekannte Krankheitsbilder neu definiert:

1. „Antibody-Dependent Enhancement" (ADE)[51]
Dies ist eine durch die Bildung von Abwehrstoffen verstärkte Krankheitssymptomatik. Die Grundlage dieser Verlaufsform

dürfte darin begründet sein, dass die verfügbaren Abwehrstoffe (Antikörper) nicht neutralisierend auf den Krankheitserreger, in diesem Fall das SARS-CoV-2, einwirken, diesen also nicht unschädlich machen, sondern nur daran binden. Dies kann zu schwereren Krankheitssymptomen, ja kann sogar zu tödlichen Verläufen führen – genaugenommen hat man Ähnliches bereits nicht nur bei der Dengue-Erkrankung, sondern zumindest verdachtsweise auch bei einer der verwendeten Dengue-Impfungen[52] gesehen. Um es etwas anschaulicher zu machen, darf ich auf das eingangs verwendete Modell zurückkommen: Wenn Eindringlinge in die Festung durch patrouillierende Spezialkräfte (spezifische Antikörper) nicht durch neutralisierende Antikörper unschädlich gemacht werden, sondern sogar Geleitschutz bekommen (also durch bindende Antikörper von Bekämpfungsmaßnahmen abgeschirmt werden), ist es unschwer nachvollziehbar, dass der daraus resultierende Schaden größer ist, als wenn man die Bekämpfung eben „nur“ den Standardkräften (allgemeines Immunsystem) überlassen würde.

2. „Vaccine-induced Immune Thrombotic Thrombocytopenia“ (VITT)[53]

Dies ist eine durch die Immunisierung ausgelöste Blutungsneigung, die bedingt ist durch die Ausbildung von Blutgerinnseln, was letztlich zu einem Verbrauch von Gerinnungsfaktoren, insbesondere aber der für die Gerinnung unverzichtbaren Blutplättchen führt. Das heißt: Einerseits bilden sich unter Einwirkung der Spike-Stoffe Gerinnsel unterschiedlicher Größe, was andererseits durch den Verbrauch von Gerinnungsfaktoren und auch der Blutplättchen (und damit basierend auf einem reduzierten Gerinnungsvermögen des verbliebenen Blutes) zu spontanen (Ein-)Blutungen führt.

3. „Vaccine Acquired Immune Deficiency Syndrome" (V-AIDS)[(54)]

Dies ist eine durch die Immunisierung bedingte, erworbene Abwehrschwäche. Diese Immunschwäche scheint mehrere Ursachen zu haben, und zwar einerseits die bereits erwähnte Verringerung von Immunzellen, der sogenannten T-Lymphozyten, andererseits aber auch ein durch die stete Produktion von Spike-Protein permanent aktiviertes Immunsystem mit der Folge einer immunreaktionsbedingten immunologischen Erschöpfung. Dies wirkt sich einerseits in einer erhöhten Anfälligkeit gegenüber unterschiedlichen Krankheitserregern (darunter auch SARS-CoV-2) aus, andererseits sieht man als Ausdruck dieser Immunschwäche auch gehäuft das Wiederaufflackern von Krankheiten (Reaktivierungen), die auf im Körper schlummernde Erreger (sogenannte latente Infektionen) zurückzuführen sind: Bestes Beispiel hierfür ist die Zunahme der Gürtelrose[(55)] (Herpes zoster) bei Ge-spike-ten.

4. „Sudden Adult Death Syndrome" (SADS)[(56)]

Der plötzliche Erwachsenentod – diese Bezeichnung steht für die landläufige Begriffskombination „plötzlich und unerwartet" – dient als pseudowissenschaftliches Etikett für die Todesfälle, die (vordergründig!) keine plausible Erklärung haben. Die Bezeichnung wurde sozusagen in Anlehnung an das schon lange bekannte Krankheitsbild SIDS („Sudden Infant

Death Syndrome" / plötzlicher Kindstod) geprägt. Allerdings hat dieser Begriff aus meiner Sicht zwei relevante, weil irreführende Schwächen:

Erstens: Die plötzlichen Todesfälle betreffen nicht nur Erwachsene, sondern auch Kinder und Jugendliche, wobei sich das Alter der hierdurch betroffenen Kinder doch aufgrund der geübten Immunisierungspraxis signifikant von dem Alter derjenigen unterscheidet, die üblicher- und tragischerweise durch SIDS den Tod finden.

Zweitens: Mit großer Ernüchterung müssen wir feststellen, dass diese Todesfälle leider nicht mehr gänzlich unerwartet sind, sondern dass es bei genauer Betrachtung klar definierte Risikofaktoren für diese plötzlichen Todesfälle gibt, wobei Erkrankungen des Gefäßsystems und des Herzmuskels wohl die häufigsten Ursachen hierfür darstellen.

Gerade diese Erkrankungsgruppe rückt zunehmend in das Bewusstsein der Bevölkerung, da einerseits bekannte Persönlichkeiten, wie zum Beispiel Sportler oder in den Medien tätige Personen (u.a. Fernsehsprecher) vor den Augen der Zuschauer, also in aller Öffentlichkeit und medial dokumentiert (das heißt böse ausgedrückt: „sensationspressetauglich") versterben, andererseits auffällig ist, dass plötzlich ungewöhnlich viele Kinder und Jugendliche sterben, sodass in dieser völlig unerwarteten und unfassbar tragischen Situation auch relativ häufig von verzweifelten Eltern der Wunsch nach Abklärung dieser Todesfälle durch Obduktion und entsprechende Untersuchungen (Stichwort Immunhistochemie) mit besonderem Nachdruck, ja ungeachtet etwaiger Anfeindungen oder übler Nachrede geradezu hemmungslos vertreten wird.

Alle genannten Krankheitsbilder werden immer wieder von sogenannten Faktencheckern (vermutlich überwiegend von der pharmazeutischen Industrie bezahlte Trolle) durch pseudowissenschaftliche Darstellungen und oftmals verzerrte mathematische Modelle als „Falschmeldungen“ bezeichnet. Speziell bei V-AIDS scheint hier noch dazu ein (beabsichtigtes) Missverständnis vorzuliegen: V-AIDS hat mit der Infektion mit HIV nichts zu tun (es wurde nie und wird also auch hier nicht behauptet, dass es durch die Injektionen zu einer HIV-Infektion käme – obwohl HIV-Gen-Segmente erwiesenermaßen in das SARS-CoV-2 eingebaut worden waren, was in manchen Fällen sogar zu falsch positiven HIV-Tests[(57)] geführt hat), vielmehr stellt der Begriff „acquired“ (also „erworben“) lediglich die Krankheitsbilder mit „erworbener“ Abwehrschwäche jenen mit „angeborenem“ Immundefekt gegenüber.

Betrachtet man die möglichen Auswirkungen der Spike-Stoffe auf Körperzellen, so ist es durchaus verständlich und auch nachvollziehbar, dass Spike-Stoffe auch noch für andere Entwicklungen negativer Art verantwortlich gemacht werden könn(t)en.

Hierbei soll in Ergänzung zu dem bereits Geschilderten vor allem noch auf zwei wissenschaftlich belegte Erkenntnisse hingewiesen werden:

Erstens gelang es, im Reagenzglas nachzuweisen, dass die allseits wiederholte und gerne gepredigte Theorie, dass es sich um einen Totimpfstoff handelt, dessen Wirksubstanz in Form der mmRNA ausschließlich die Bildung von Proteinen zur Folge hat und eine Interaktion mit dem Zellkern, insbesondere der dort gespeicherten DNA, undenkbar wäre, falsch ist. So konnte an menschlichen Zellen[(58)] nachgewiesen werden, dass die m(odifizierte)mRNA durchaus in DNA umgewandelt und anschließend in das Erbgut menschlicher Zellen eingebaut werden kann. Und eine aus meiner Sicht besonders dramatische Erkenntnis der jüngeren Vergangenheit (Mai 2023) soll hier (derzeit noch als dringender Verdacht) vermerkt werden: Dieses bisher im Reagenzglas nachgewiesene, äußerst problematische Phänomen konnte auch erstmals beim Menschen selbst, nämlich bei einem Tumorpatienten nachgewiesen werden. Wenn Sie sich jetzt fragen, wie denn ein solcher Nachweis möglich ist, muss ich Sie kurz mit dem Begriff des sogenannten „whole genome sequencing“ vertraut machen. Darunter versteht man die vollständige, lückenlose Analyse des gesamten Erbgutes einer (menschlichen) Zelle. Dabei wird die Erbsubstanz Nukleinsäure für Nukleinsäure der Reihe nach analysiert, registriert und katalogisiert. So (und nur so) ist es gelungen, fremde DNA im Erbgut von Tumorzellen dieses Patienten nachzuweisen und diese Sequenz mit dem Erbgut der Spike-Stoffe abzugleichen. Dadurch gelang der Beweis, dass der in den Spike-Stoffen enthaltene Code auch in die menschliche Erbsubstanz eingebaut worden war.

Zweitens: Im März 2023 wurde auch eine andere, durchaus bedrückende Entdeckung publiziert. Dabei geht es um die Tatsache, dass in Ergänzung zu den deklarierten Inhaltsstoffen der Spike-Stoffe, also vor allem zur verharmlosend ja mRNA bezeichneten mmRNA, auch DNA in den Spike-Stoffen enthalten ist, und das nicht nur in Spuren: So konnte festgestellt werden, dass die DNA bis zu 30%[(59)] der in den Spike-Stoffen enthaltenen Erbsubstanzmasse ausmachen kann. Vielleicht fragen Sie sich jetzt: Woher kommt die DNA? Was ist dabei problematisch? Und welche Information ist in dieser DNA gespeichert? Um das zu verstehen, muss man ein bisschen in die Herstellung der mmRNA-Impfstoffe eindringen. Um zuverlässig immer das gleiche Spike-Produkt herstellen zu können, bedient man sich einer in einem anderen Kontext (zum Beispiel bei der Herstellung von Insulin) durchaus langjährig erprobten und somit bewährten Methode: Bestimmte, sich schnell vermehrende Zellen, in diesem unseren Fall konkret Bakterien der Gattung „Escherichia coli", können durch das Manipulieren der in diesen Bakterien enthaltenen Erbsubstanz auf die Produktion von spike-codierender mmRNA umprogrammiert werden. Die einfachste und eleganteste Form ist es dabei, entweder in sich geschlossene DNA in Ringform oder besser noch lineare DNA „in Stabform" in das Zellinnere dieses Bakteriums einzubringen (Bakterien haben keinen Zellkern, vielmehr „schwimmt" die DNA frei im Zellplasma, was Manipulationen an der Erbsubstanz noch weiter erleichtert). Im Rahmen der Teilung der Bakterienzelle wird auch die gesamte in der Zelle enthaltene Erbsubstanz, also die gesamte DNA, kopiert und die idente Erbinformation an die beiden Tochterzellen weitergegeben. Das ist ein grundsätzlich beliebig wiederholbarer Prozess. In dem Moment, in dem diese zellfremde DNA (die man auch Plasmid nennt) von außen der Bakterienzelle zugeführt wurde, somit also in der Zelle vorhanden ist, wird diese also auch bei jeder Zellteilung an die Tochtergenerationen weitergegeben und in diesen wie zuvor in den Mutterzellen abgelesen, und demzufolge werden auch dieser Information entsprechende Eiweißstoffe hergestellt. Nun sind in der in den Spike-Stoffen enthaltenen DNA auch noch zusätzliche andere Informationen gespeichert, wie zum Beispiel jene über die Resistenz gegenüber gewissen Antibiotika – was dann natürlich genauso an die Tochtergenerationen weitergegeben wird. Diese (nicht mmRNA, sondern bereits DNA-haltigen) Plasmide vereinfachen naturgemäß, wenn sie in menschliche Zellen gelangen, den Einbau in die Erbsubstanz. Im Gegensatz zur modifizierten mRNA ist nämlich ein Umbau in eine doppelsträngige Struktur bei DNA hier nicht mehr erforderlich, der Einbau kann also ohne Zwischenschritt erfolgen. Die Rolle von (Teilen von) SV40, einem Affenvirus, ist hierbei noch unklar.

Zusammenfassend sind bei den Spike-Stoffen also mehrere Mechanismen denkbar, die den Einbau menschenfremder DNA, und damit eine Modifikation des menschlichen Erbguts, ermöglichen. Berücksichtigt man nun auch noch die Tatsache, dass es im Bereich der Geschlechtsorgane, und hier insbesondere im Bereich der Eierstöcke[(60)], zu einer erwiesenen Anreicherung von Nanopartikeln kommen kann, wird einem das wahre Ausmaß der möglichen Katastrophe bewusst: So ist es zumindest denkbar, dass

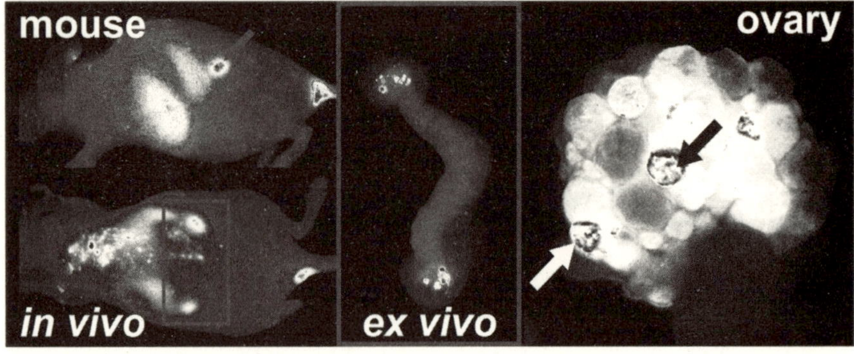

Abb. 12: Nanopartikel wurden speziell markiert, um die Verteilung im Körper von Mäusen darstellen zu können. In hoher Konzentration bringen diese u.a. die Eierstöcke („Ovary") zum Leuchten.

damit – neben der Zerstörung von Eizellen – die für die Produktion des Spike-Proteins erforderliche Erbinformation in die Keimbahn eingeschleust und damit vererbbar wird.

Inwiefern diese Prozesse

- an der nicht mehr übersehbaren Steigerung von Frühaborten, Fehl-, Miss- und Totgeburten und damit einem Rückgang der Geburtenzahlen beteiligt sind,
- ob dies vielleicht sogar Teil eines übergeordneten Konzeptes mit Entwicklung einer künstlichen Gebärmutter[61] (die in den USA bereits relativ weit gediehen ist) darstellt,
- bei Fortspinnen des Gedankens Möglichkeiten der Geburtenkontrolle,
- unter Zuhilfenahme von CRISPR-Cas[62] (einer Genschere) spezifische Genmanipulationen und
- letztlich eine bedarfsorientierte, von oben gesteuerte, eventuell auch an Gehorsam verknüpfte Vermehrung steuern können oder sollen, ist derzeit noch reine Spekulation und wird uns die Zukunft (hoffentlich nicht – hier müssen wir aber selbst aktiv werden) weisen.

In Ergänzung zu dem bisher Geschilderten dürfen wir auch Eines nicht vergessen: Wir haben bisher eine beschränkte Beobachtungszeit und können somit noch nicht abschließend das gesamte Spektrum möglicher Nebenwirkungen auflisten. Vielmehr ist durch die unterschiedlichsten Interaktionsmöglichkeiten davon auszugehen, dass wir hier in Zukunft noch weitere, völlig neue Krankheitsbilder beobachten werden. In Ergänzung zu dem bereits Gesagten erscheint es wichtig, hier auch noch einmal auf mögliche beziehungsweise plausible Folgen einzugehen, da dies bisher in den Systemmedien noch keine Erwähnung gefunden hat.

Also zur beabsichtigten Wiederholung: In einer skandinavischen Studie konnte nachgewiesen werden, dass das synthetische Spike-Protein, also das nach dem Spiken in der Zelle produzierte Eiweiß, nicht nur aus der Zelle ausgeschleust wird (und dann entsprechende Immun- aber auch toxische Reaktionen auslöst) oder durch Veränderung der Zelloberfläche die jeweilige Zelle als Feind erscheinen lässt und somit zum Angriffsziel des körpereigenen Abwehrsystems macht, sondern zum Teil auch innerhalb der Zelle verbleibt und dann auch in den Bereich des Zellkerns[(63)] diffundieren kann. Als Eiweißmolekül kann es naturgemäß nicht in die Erbsubstanz des Zellkerns (die ja aus DNA besteht, also aus Nukleinsäuren und nicht wie Eiweiß aus Aminosäuren zusammengesetzt ist) eingebaut werden, aber – und dies wurde eben mit dieser skandinavischen Studie belegt – dieses synthetische, in der Zelle selbst hergestellte Spike-Protein besitzt die Eigenschaft, Reparaturenzyme im Zellkern blockieren zu können.

Diese Enzyme haben die Aufgabe, etwaige Schäden der Erbsubstanz zu erkennen und wieder auszubessern, was erwiesenermaßen auch erforderlich ist, um etwaige Entartungstendenzen, also die Ausbildung von Tumoren, so gut es geht, also möglichst das ganze Leben lang zu unterbinden. Werden diese Enzyme blockiert, erhöht sich damit nicht nur die Wahrscheinlichkeit der Tumorentstehung, sondern letztlich auch die Geschwindigkeit des Tumorwachstums – wobei hier vermutlich mehrere spikebedingte Mechanismen ineinandergreifen.

Diese ursprünglich wie vieles andere auch als spekulatives Geschwurbel abgetane Bedenken erfahren mittlerweile die Macht des Faktischen: So kommen auch offizielle staatsnahe meinungsbildende Institutionen wie die CDC in den USA nicht mehr umhin, dramatische Änderungen von Tumorraten auch selbst zu publizieren (21.7.2023: CDC bestätigt eine 338-fache Zunahme bei Krebs und AIDS-assoziierten Krankheiten bei gegen COVID-19 vollimmunisierten US-Bürgern).

Ähnliches gilt auch für sogenannte Mikro-RNAs. Wie auch aus der allgemeinen Presse zu entnehmen, sind Nanopartikel, insbesondere was den „offiziellen" Inhalt angeht (modifizierte mRNA), besonders empfindlich. So müssen die Spike-Stoffe ja speziell gelagert, erschütterungsfrei transportiert und sehr schonend zubereitet werden. Schädigende Einflüsse von außen können unter anderem dazu führen, dass nicht nur die Hülle (die kationischen Lipide), sondern auch die enthaltene mmRNA zerfällt beziehungsweise in kleinere Stücke zerbricht, wobei es völlig unklar ist, welche Konsequenzen dies dann auf den Eiweißstoffwechsel der betroffenen Zelle haben kann. Somit gilt es, diesem Prozess auch in Zukunft besondere Aufmerksamkeit zu widmen.

Die Unsicherheiten, die mit der Verabreichung dieser Substanzen verbunden sind, hätten es zwangsläufig bedingen sollen, ja eigentlich auf Basis der gebührenden Sorgfaltspflicht bedingen müssen, gerade bei dieser neuen Produktgruppe einerseits die Studienphasen sauber und mit entsprechender Akribie durchzuführen und andererseits im Rahmen des sogenannten Post-Marketings, also nach Beginn der massenhaften Anwendung, etwaige Nebenwirkungen im Rahmen der sogenannten „Pharmakovigilanz“ (Sicherheitsüberwachung der Produktion und Anwendung zugelassener Arzneimittel) besonders exakt zu erfassen und nachzuverfolgen. Hier ist bei den zuständigen Zulassungs- und Kontrollbehörden, wie zum Beispiel der *FDA* in den USA, der *EMA* in Europa, der *AGES* in Österreich, der *Swissmedic* in der Schweiz und dem *Paul-Ehrlich-Institut* in Deutschland, ein Totalversagen festzustellen.

Dabei stellen schon die bereits erwiesenen Folgen im Bereich der Nebenwirkungen, sowohl bei der Häufigkeit (= Frequenz) als auch beim Schweregrad (= Intensität), alles bisher Dagewesene[(64)] in den Schatten. Es gibt aus meiner Sicht keine nachvollziehbare Erklärung dafür – im Gegensatz zu der bisher geübten Praxis, nämlich bei neuen Produkten bei 25, allerspätestens 50 Todesfällen das Medikament wieder vom Markt zu nehmen –, hier trotz Tausender registrierter, also offiziell erwiesener Todesfälle die Anwendungsmöglichkeit nicht nur aufrechtzuerhalten, sondern diese Produkte mit zum Teil aggressiver und größtenteils realitätsferner und irreführender Werbung sogar verstärkt und unter Ausweitung des Anwendungsbereiches (Indikationserweiterung auf weitere Altersgruppen[(65)]) im Markt unterbringen zu wollen. Die besondere Problematik dieser Strategie lag in der Vergangenheit vor allem darin, dass diese Produkte, die definitionsgemäß nach wie vor einen experimentellen Charakter haben, unter direktem und indirektem Zwang zur Anwendung gekommen sind. So wurde ja völlig unverhohlen eine aggressive Bewerbung dieser Produktlinien vorangetrieben, die in einem Impfpflichtgesetz[(66)] in Österreich seinen traurigen Gipfel gefunden hat. Dieses Impfpflichtgesetzt wurde vom österreichischen Parlament als einzigem Land weltweit im Februar 2022 beschlossen, niemals exekutiert und im Juli 2022 wieder aufgehoben. Bei der noch anstehenden rechtlichen Überprüfung verstößt dieses Gesetz genaugenommen gegen den Nürnberger Kodex und stellt damit ein Verbrechen gegen die Menschlichkeit[(67)] dar. Wohlgemerkt: Alle österreichischen Parlamentarier wurden vorab über diesen Sachverhalt informiert, es kam zu einer namentlichen Abstimmung und somit sind alle Personen, die sich für dieses Gesetz ausgesprochen haben, auch namentlich registriert und müssen damit rechnen, zum gegebenen Zeitpunkt auch hierfür zur Verantwortung gezogen zu werden (*Verbrechen gegen die Menschlichkeit* verjährt nicht).

Modifikationen dieses Zwangs fanden sich in der einrichtungsbezogenen Impfpflicht[(68)] für Soldaten und medizinische Berufe, die in vielen Ländern praktiziert wurde, in Zugangsbeschränkungen für „Ungeimpfte" – sei es nun in Fitnessstudios, Restaurants, Theatern oder Kinos – wie auch in der von vielen Arbeitgebern in anderen Bereichen ausgesprochenen „Impfverpflichtung". Bezeichnungen wie „Impfen" oder „Impfung" habe ich an dieser Stelle nur übernommen, da diese Terminologie

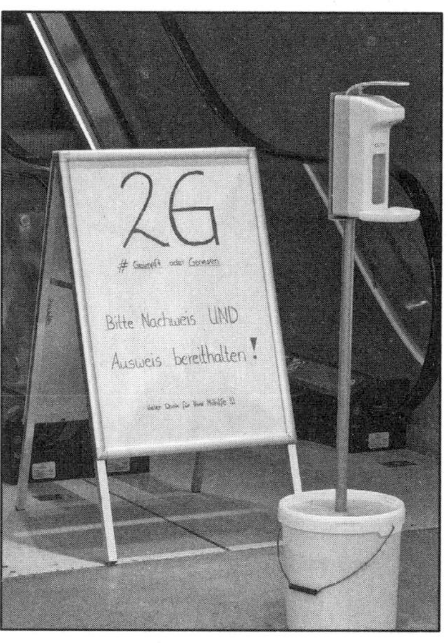

Abb. 13: Zutrittsverbot für Ungeimpfte – man fühlte sich wie ein Aussätziger. Und das kann durchaus wiederkommen...

ja von den Behörden in diesem Zusammenhang verwendet wurde – Sie wissen mittlerweile wie ich, dass es sich bei diesen Substanzen nicht um Impfstoffe im herkömmlichen Sinn handelt.

Betrachten wir nun die Quantität und Qualität der dokumentierten Nebenwirkungen, so ist festzuhalten, dass erfahrungsgemäß – und hierbei zitiere ich Einrichtungen wie die *Österreichische Agentur für Gesundheit und Ernährung* (AGES) oder auch die *Europäische Arzneimittel-Agentur* (EMA) – üblicherweise nur 5-6% der Nebenwirkungen[69] offiziell gemeldet werden. Dazu kommt, dass wir von einer nicht fassbaren zusätzlichen Anzahl von spike-assoziierten Todesfällen ausgehen müssen, deren Abklärung durch weisungsgebundene Staatsanwaltschaften[70] erschwert, ja oftmals sogar unterbunden wurde. Ohne hier den Verdacht einer Übertreibung zu wecken, können somit die gemeldeten Zahlen konservativ geschätzt durchwegs mit dem Faktor 10 multipliziert werden, um das wahre Ausmaß annähernd abschätzen zu können.

Was ebenfalls noch erwähnenswert erscheint, ist, dass die Meldungen, die von nationalen Einrichtungen abgegeben werden, erwiesenermaßen nicht vollumfänglich in die internationalen Datenbanken, wie zum Beispiel jene der EMA oder das VAERS (Vaccination Adverse Event Reporting System), übernommen werden. So konnte beispielsweise eine Korrektur gemeldeter Fälle in der Datenbank der EMA im Sinne einer Reduktion gemeldeter Fälle beobachtet werden. Diese Datenbank kann unter dem Begriff EudraVigilance[71] im Internet aufgerufen werden.

Eine weitere Besonderheit dieser Spike-Stoffe (und aus meiner Sicht auch ein weiterer Hinweis für unverantwortliches Handeln) ist die Erweiterung der Indikation, das heißt die Empfehlung der Anwendung dieser Stoffe in Bevölkerungsgruppen, für die es einerseits keine (ausreichenden) Studiendaten gibt und andererseits das Risiko-Nutzen-Verhältnis aufgrund üblicherweise milder Krankheitsverläufe unausweichlich als negativ bewertet werden muss. Zu diesen Gruppen gehören beispielsweise Kinder und Jugendliche, Schwangere (und damit mitbetroffen das ungeborene Leben), Sportler sowie auch Erwachsene unterhalb des sechzigsten Lebensjahres (wobei man hier unterschiedliche Altersangaben finden kann).

„Es ist auffällig: Einige Kunden, die gegen Corona geimpft wurden:

1. *können ihre Füße nicht mehr ruhig halten, manche bekamen nach der dritten oder vierten Impfung einen Tremor*
2. *reagieren empfindlicher auf körperliche Berührung*
3. *zeigen veränderte Gesichtszüge (schiefes Lächeln wie bei Asperger oder Autismus)*
4. *verstarben als langjährige Patienten kurz nach der Impfung ‚plötzlich' an Schlaganfall oder Krebs, andere bekamen Gesichtslähmungen, Erblindungserscheinungen, einen lästigen Husten*
5. *hatten Gerinnungsstörungen, was mir durch eine Ärztin aus einer Salzburger Klinik bestätigt wurde, da sie nicht mehr wussten, wo sie all die Thrombose- und Blutgerinnsel-Patienten hinstecken sollen*
6. *wirken seit der Corona-Impfung depressiv und haben unerklärliche Schmerzen, andere weisen sogar Wesensveränderungen auf"*

S. B., Kosmetik und Fußpflege, Salzburg

Kapitel 5
Motive, sich spiken zu lassen

Obwohl ich diese Fragestellung bereits ansatzweise gestriffen habe, verdient sie meines Erachtens doch ein eigenes Kapitel. Noch nie wurde in der Vergangenheit auf unterschiedlichen Ebenen und unter Vorspiegelung von Scheinargumenten dermaßen Druck auf verschiedene Bevölkerungsgruppen aufgebaut und letztlich auch ausgeübt, eine bestimmte medizinische Maßnahme durchführen zu lassen.

Hierbei muss noch einmal erwähnt werden, dass als zusätzliches Negativargument nicht vergessen werden darf, dass es sich hierbei um eine zum Zeitpunkt der Anwendung nach wie vor experimentelle Substanz gehandelt hat, wobei eine taxative Auflistung der Inhaltsstoffe (was genaugenommen auch Teil der Aufklärung hätte sein müssen) mangels entsprechender Ausführungen unmöglich war, teilweise wurden diese Produkte sogar mit mangelhaftem oder fehlendem Beipackzettel appliziert.

Bevor ich nun auf die Gründe eingehe, erscheint es aus meiner Sicht wichtig, einen Aspekt ganz besonders hervorzuheben: Wenn ein neues Produkt auf den Markt kommt, und sei es nur auf Basis einer bedingten Zulassung beziehungsweise Notfallzulassung, so ist die Autonomie der betroffenen Person aus ethischen Gründen (noch strenger als sonst) zu respektieren. Mit anderen Worten: Selbstverständlich können auch experimentelle Substanzen bei entsprechender Aufklärung – solange erwiesenermaßen eine absolut freie Entscheidungsfindung gewährleistet ist – angeboten werden. Jede auch noch so geringe Form des Drucks ist hingegen kategorisch abzulehnen.

Wie hat sich hier die Situation in der Praxis dargestellt? Es gab Leute, die (aus wissenschaftlicher Sicht unnötigerweise) große Angst vor der Infektion mit SARS-CoV-2 hatten, unter anderem auch deswegen, weil ihnen aufgrund des gängigen Narrativs ja Todesangst vor dieser Infektionskrankheit in Form einer irreführenden Dauerbeschallung vermittelt wurde. Es erscheint durchaus denkbar, dass manche Leute – insbesondere bei entsprechend engmaschiger Überwachung hinsichtlich möglicher Nebenwirkungen – bei Abwägung der Vor- und etwaiger Nachteile aus seriösen gesundheitlichen Überlegungen heraus ein vertretbares Immunisierungsangebot ausgesprochen bekamen.

Allerdings hätte man selbst in diesen Fällen auf Basis wissenschaftlicher Daten erklären müssen, dass ein Schutz bestenfalls für die eigene Person zu erzielen und das „Impfmotiv" somit ausschließlich egoistisch begründbar wäre. Das immer wieder gepredigte und überraschenderweise auch von so manchem sogenannten Experten dargelegte Prinzip des Altruismus („*Schütze Dich, schütze andere.*")[72] ist mittlerweile auch offiziell widerlegt.

Abgesehen von dem Motiv der Angst waren es in erster Linie berufliche und soziale Gründe, die Menschen motiviert haben, sich spiken zu lassen. Neben dem bereits genannten irrationalen Prinzip des Altruismus (um andere zu schützen) gab es noch einige andere „Motive", die genaugenommen ja zumeist auf direkte oder indirekte Zwangsmaßnahmen zurückzuführen waren. Bevor ich darauf eingehe, möchte ich aber zum Aspekt des Altruismus noch die menschenverachtende Argumentation in Erinnerung rufen, nämlich dass Impfverweigerern offiziell und unverhohlen eine Mitschuld am Tod[73] von Freunden und Verwandten zugeschrieben wurde. Besonders verabscheuungswürdig war die Anwendung dieser Strategie, um Kinder und Jugendliche zur Immunisierung zu drängen, da sie ansonsten angeblich Mitschuld am Tod ihrer Eltern oder Großeltern haben könnten.

Aspekte des direkten oder indirekten Impfzwangs waren, wie bereits beschrieben, Beschränkungen des Zutritts zu Fitnessstudios, Restaurants usw. sowie die Beschränkung von Urlaubsreisen auf Ge-spike-te, sei es nun der Aufenthalt in Hotels, der Zutritt zu Freizeiteinrichtungen oder bereits die Selektion bei der Benutzung entsprechender Verkehrsmittel (Flugzeuge). Oftmals machten auch Arbeitgeber von ihrem Hausrecht Gebrauch und zwangen damit ihre Kunden[74], vor allem aber ihre Arbeitnehmer in die Nadel. Hierbei sind besonders Alleinverdiener und noch viel mehr alleinerziehende Elternteile zu erwähnen, deren Berufsausübung ja überlebenswichtig, der Verlust des Arbeitsplatzes also existenzbedrohend war, weshalb sie – wissentlich oder unwissentlich – ihren Job unter Einsatz ihres Lebens erhalten mussten. Als besonders schlimm ist das Verhalten von Ärzten[75] zu werten, die ungeimpften Patienten den Zutritt zu ihren Praxisräumlichkeiten verwehrten. Oftmals resultierte der indirekte Zwang auch aus dem Verhalten des unmittelbaren sozialen Umfeldes, also der Familie und enger Freunde. So war es durchaus auch zu beobachten, dass der „Impfstatus“ beispielsweise für den Fortbestand von Freundschaften, Partnerschaften, Geschäftsbeziehungen oder auch Besuchen beziehungsweise gemeinsamen Feiern (Weihnachten) abgefragt beziehungsweise als nicht verhandelbar dargestellt wurde. Die Verweigerung der Immunisierung hatte im Umkehrschluss häufig das Scheitern von Beziehungen und Freundschaften wie auch den Verlust des Arbeitsplatzes zur Folge.

Gerade in diesem Kontext zeigten die unterschiedlichen Instanzen des privaten und des öffentlichen Lebens, einschließlich der Ärzteschaft, der anderen medizinischen Berufe, der Pädagogik, der Kirchen[(76)], der Psychologie, der Wirtschaft und vor allem der Politik, unter tatkräftiger Mithilfe der Medien, ihre verbale Fratze: Ungestraft durften selbsternannte Hüter eines diktatorisch-gesundheitsfaschistischen Verhaltenskodex in bester Blockwartmanier personenbezogene, zutiefst untergriffige, verletzende, entmündigende, unmenschliche und menschenunwürdige Phrasen hinaustrompeten, alles mit dem Ziel, jeden Widerspruch, ja bereits die Artikulation von Zweifel im Keim zu ersticken (siehe dazu die Zitatenliste in Anhang 1 ab Seite 202). Wen wundert es, dass es daraus resultierend natürlich auch für viele ein verständliches Spike-Motiv war, dieser stigmatisierenden Form der Konfrontation zu entkommen.

Gerade in diesem Bereich orte ich persönlich den größten Druck für die Notwendigkeit einer exakten Aufarbeitung. Die vielerorts von den Übeltätern und Mitläufern propagierte „Schwamm-drüber-Politik“ mit dem Appell: *„Lasst uns gemeinsam in die Zukunft schauen!“* (manchmal sogar gepaart mit dem Anflug einer Entschuldigung) wird diesmal nicht aufgehen – zu groß sind die Verletzungen, zu nachhaltig die Schäden, und zu groß ist der Vertrauensverlust in die handelnden Personen und Institutionen.

„Während es nie eine Pandemie eines Killervirus gab, gab es eine Pandemie von Feiglingen ... Dieser modfizierte RNA-Genozid ist das größte medizinische Verbrechen in der Geschichte der Menschheit, ein humanitäres Desaster noch nie dagewesenen Ausmaßes."

Dr. Thomas Binder, Facharzt für Kardiologie und Innere Medizin (Dissertation in Immunologie und Virologie), Baden, Schweiz

Kapitel 6
Mögliche rechtliche Implikationen

Auch als Nichtjurist ist man insbesondere im Fachbereich der Medizin gezwungen, sich auch mit rechtlichen Fragen auseinanderzusetzen. Wie in vielen anderen Lebensbereichen gilt auch hier: Unwissenheit schützt nicht vor Strafe! Und wie man an den Ausführungen dieses Kapitels sehen wird, gab es eine Unzahl von Verfehlungen und ein hohes Maß an (zumindest scheinbarer) Unwissenheit – wobei manche Kollegen gewisse Aspekte auch gar nicht wissen wollten, also bestimmte Informationsquellen bewusst gemieden haben (und das vielleicht auch heute noch machen).

Es mag aber wohl auch Personen gegeben haben, die vielleicht auch in guter Absicht diese Injektionen durchführten. Alle Substanzen, die zur Immunisierung gegen SARS-CoV-2 eingesetzt wurden und werden, befanden beziehungsweise befinden sich genaugenommen zu dem Zeitpunkt, als dieses Buch geschrieben wird, weiterhin formal aus medizinischen Gründen bestenfalls in der Phase 3 der Studien. Daran ändert auch die Tatsache nichts, dass manche Substanzen aus nicht nachvollziehbaren Gründen von Behörden, wie beispielsweise der EMA, vorzeitig eine Vollzulassung[77] bekommen haben. Besonders problematisch erscheinen im formalrechtlichen Sinn drei Aspekte, wobei im Weiteren dann auch noch weitere Problemfelder erörtert werden.

Die drei dominanten Aspekte aus rechtlicher Sicht sind:

Erstens: Die Phase 3 wurde, wie bereits erwähnt, abgekürzt, genaugenommen aber durch die vorzeitige Entblindung der Studiengruppen[(78)] unwirksam gemacht. Hier kann man durchaus die rechtliche Position vertreten, dass durch den Wegfall der Kontrollgruppe somit die gesamte Studienphase 3 ungültig ist und, um gültige Ergebnisse zu erzielen, genaugenommen die gesamte Phase 3, dann selbstverständlich im für Immunisierungsstudien typischen klassischen Studiendesign (das hieße doppelblind), hätte wiederholt werden müssen. Die Umwandlung der bedingten Zulassung beziehungsweise Notfallzulassung dieser Produkte in eine (durch nichts zu rechtfertigende) endgültige Zulassung ist somit als rechtswidrig zu klassifizieren.

Zweitens: Eine besondere und aus rechtlicher Sicht genaugenommen nicht verhandelbare Verfehlung bestand in der Tatsache, dass es in sehr vielen Ländern einen indirekten, in Österreich sogar einen gesetzlich verankerten Impfzwang gab. Die Tatsache, dass der gesetzliche Impfzwang in Österreich nicht exekutiert wurde, dürfte hinsichtlich der rechtlichen Betrachtungsweise nur zweitrangig sein. Allein schon die Entscheidung, unter Zwang eine experimentelle Substanz zum Einsatz bringen zu wollen, wie auch die gelebte Wirklichkeit, dass die Fragestellung des Immunisierungsstatus für verschiedene Bevölkerungsgruppen ausbildungs- und berufsentscheidend war, widerspricht formal gesehen den Vorgaben des Nürnberger Kodex[(79)], in dem festgehalten wird, dass Versuche mit neuen Medikamenten niemals unter Zwang durchgeführt werden dürfen, sondern der gesichert freiwilligen Zustimmung der Versuchsperson bedürfen. Im Wissen um die Gefahr, dass hier Grauzonen bestehen könnten, wurde der Interpretationsspielraum maximal eingeengt: Jede Form eines Drucks, sich diesem Experiment ausliefern zu müssen, ist laut Kodex untersagt, vielmehr noch ist sicherzustellen, dass die Versuchsperson auch jederzeit aus dem Experiment aussteigen kann – was logischerweise auch bedeutet, dass sich Personen selbstverständlich weigern können, weitere Injektionen durchführen zu lassen. Hinsichtlich des ausgeübten Zwangs liegen ausreichend Beweismittel vor, man denke nur an die unterschiedlichen G-Regeln und die ja offiziell ausgesprochene und auch lange Zeit exekutierte einrichtungsbezogene Impfpflicht.

In diesem Zusammenhang erscheint es mir wichtig zu erwähnen (und ich werde nicht müde, immer wieder darauf hinzuweisen), dass eines der größten Probleme die irreführende und verharmlosende Etikettierung dieser Substanzen in Form des Begriffs „Impfung" ist – und davon dann abgeleitet „*Impf*pflicht", „*Impf*schema", „Booster-*Impfung*" und so weiter. Bedauerlicherweise bin ich mit meinem von allem Anfang an mit Nachdruck betriebenen Versuch, zumindest die kritischen Bevölkerungsgruppen davon zu überzeugen, wie wichtig es wäre, diese Substanzen nicht als „Impfung" zu bezeichnen, gescheitert. Ich bin zutiefst davon überzeugt, dass der Widerstand in der Bevölkerung wesentlich größer gewesen wäre, wenn man sich nicht dieser auf persönlichen (meist guten) Erfahrungen mit klassischen Impfungen bestehenden Analogien bedient hätte. Was wäre passiert, wenn stattdessen von „gen-modifizierenden Injektionen" oder ähnlichen Beg-

riffen die Rede gewesen wäre? Ob sich dann auch so viele Personen widerstandslos in die Nadel hätten treiben lassen?
Auf der Suche nach einem kurzen, prägnanten und von der Begrifflichkeit der Impfung deutlich unterscheidbaren Ausdruck bin ich letztlich bei der Bezeichnung „Spike-Stoff" beziehungsweise „Spiken" oder „ge-spike-t" gelandet. Ich maße mir selbstverständlich nicht an, hier begriffsbestimmend zu sein, allerdings halte ich an der Überzeugung fest, dass man die Bewusstseinsbildung der Bevölkerung vermutlich nur dadurch fördern kann, indem man für diese Substanzen einen von dem Wort „Impfung" deutlich abweichenden Sonderbegriff verwendet, der ein Alleinstellungsmerkmal darstellt und wo jede Form einer missverständlichen Verwechslung ausgeschlossen werden kann.
Doch nun zurück zu der rechtlichen Bewertung des Umstandes, dass diese Substanzen unter Druck und Zwang appliziert worden sind: Dies widerspricht zweifellos dem Nürnberger Kodex, und daran ändert auch eine bedingte Zulassung, Notfallzulassung oder (unrechtmäßig ausgesprochene) endgültige Zulassung nichts. Dies müsste zweifellos ein aufgrund der Dimension der Unrechtmäßigkeit begründbares weiteres „Nürnberger Tribunal" zur Folge haben. Das nur schwer zu lösende Problem besteht allerdings darin, dass sich sehr viele Staaten, de facto zumindest alle Industrieländer, mitschuldig gemacht haben, weswegen ein durch die Initiative dieser Staaten begründetes Tribunal in der aktuellen Situation äußerst unwahrscheinlich ist. Hier ist also Kreativität gefragt.
Ein möglicher Ansatz ist beispielsweise, dass die Anklagen[(80)] gegen bestimmte Personen vor nationalen Höchstgerichten

erfolgen und dort auch abgehandelt werden – selbstverständlich unter Ausklammerung emotionaler Aspekte wie Hass und Rache und unter Einhaltung der Rechtsstaatlichkeit. Wenn es hier zu einer Verurteilung kommt, könnten sich andere Länder diesem Schuldspruch anschließen (vom nationalen zum internationalen Haftbefehl), wodurch der potenzielle Aktionsradius der betroffenen Personen zunehmend eingeschränkt würde, wenn sie sich nicht dem Risiko einer Verhaftung aussetzen wollen. Aufgrund des Schweregrades des Vergehens müssten zumindest die Drahtzieher dieser Aktion in manchen Ländern wohl mit lebenslangen Haftstrafen rechnen, laut Aussage indischer Richter in diesem Land eventuell sogar mit der Todesstrafe. Erschwert wird eine Initiative dieser Art verständlicherweise auch dadurch, dass die gesamte Aktion in diesem Ausmaß ja nur möglich war, weil nebst Politikern auch andere Berufsgruppen, denen üblicherweise eine Kontrollfunktion zukommt, wie bedeutende Vertreter der Exekutive, der Judikative wie auch der Medien und letztlich auch der Ärzteschaft, diese Entwicklung erst ermöglicht haben. Dies geschah nicht nur durch Untätigkeit, also durch Passivität oder Ignoranz, sondern – und das sollte uns doch allen zu denken geben – in vielen Fällen durch musterschülerhaften Gehorsam, ja oftmals sogar dadurch, dieses menschenverachtende Geschehen durch Eigeninitiative noch voranzutreiben.

Drittens: Ein weiterer eklatanter Problemkreis betrifft die mit der Verabreichung eines Medizinproduktes zwingend erforderliche umfassende Aufklärung. Dazu muss man wissen, dass diese Maßnahme keine Holschuld jener Person ist, die letztlich das Medizinprodukt verabreicht bekommt, sondern eine Bringschuld des Arztes – und ich schreibe hier bewusst *„des Arztes"*, da es sich hierbei um eine nicht delegierbare Verpflichtung handelt und diese darüber hinaus im persönlichen Gespräch zu erbringen ist. Mit anderen Worten: Die oftmals geübte Praxis – die meinerseits gegenüber der Ärztekammer schon bei Vorliegen des Aufklärungsbogens (der in weiten Bereichen lücken- und fehlerhaft war; in Österreich herausgegeben vom Sozialministerium) mit einem Schreiben vom 4.1.2021 kritisiert worden ist – war es, Personen lediglich diesen Aufklärungsbogen auszuhändigen. So stand in diesem Bogen beispielsweise, dass die *„impfwillige Person"* bei weiteren Fragen einen Arzt konsultieren könnte. Dies war rein formal gesehen bereits fehlerhaft. Eine ausschließlich schriftliche Information erfüllt selbst bei detaillierter Ausfertigung nicht die Kriterien einer ausreichenden Aufklärung, da ein Aufklärungsgespräch beispielsweise die Möglichkeit für Rückfragen bieten muss.

Des Weiteren muss es der Person freistehen, sich nach angemessener(!) Aufklärung im Bedarfsfall auch eine Bedenkzeit erbitten zu können. Was bedeutet *„angemessen"*? Vor Corona wurde im Rahmen von Aus- und Fortbildungen stets großer Wert darauf gelegt, welche Informationen im Rahmen einer (klassischen) Impfung zu geben wären. Dazu gehören Informationen zum Krankheitserreger, zur Epidemiologie der Infektionskrankheit, zu mit der Infektion möglicherweise verbundenen Krankheitsbildern, deren Behandlungsmöglichkeit, etwaigen alternativen Möglichkeiten der Vorsorge (unter Angabe von Stärken und Schwächen, Vor- und Nachteilen, dem vergleichsweise zu erwartenden Wirkungsgrad), zu den Eigenschaften des Medizinproduktes, möglichen Nebenwirkungen und Gegenanzeigen (Kontraindikationen), den unterschiedlichen Möglichkeiten des Impfschemas (so mehrere Möglichkeiten offenstehen) oder zum standardisierten Impfschema (Zeitpunkt, Zahl und Abstand der Einzelinjektionen), zu möglichen Einschränkungen im Zusammenhang mit zugrundeliegenden Krankheiten, Medikamenteneinnahmen und anderen Impfungen (erforderlichem Zeitabstand = sogenannte Sperrfrist) und – und das betrifft naturgemäß im besonderen Umfang die Spike-Stoffe – zu etwaigen noch offenen Fragen. Hinsichtlich der Nebenwirkungen ist es – oder sollte man vielleicht besser sagen *„war es“*? – stets verpflichtend, auf schwere Nebenwirkungen und mögliche Komplikationen einzugehen, unabhängig davon, ob diese eventuell auch nur sehr selten sind! So wurde mir in der Zeit vor Corona in Gesprächen mit Juristen wiederholt mit Nachdruck mitgeteilt, dass beispielsweise die sehr seltenen schweren Nebenwirkungen beziehungsweise Komplikationen mit Todesfolge im Rahmen der Aufklärung zur Gelbfieber-Impfung obligater Teil des Beratungsgespräches sein müssten.

Wo sind all diese Aspekte im Zusammenhang mit den Spike-Stoffen berücksichtigt worden? Besonderer Kritikpunkt ist in diesem Zusammenhang, dass mit dem Satz *„Die Impfung ist sicher und wirkt.“*[(81)] – nebst dem irreführenden Begriff der „Impfung“ – pauschalierend der Eindruck erweckt wurde (was rein rechtlich ja einer Täuschung gleichkommt), dass im Zusammenhang mit der Verabreichung dieser Substanzen praktisch mit keinen Nebenwirkungen zu rechnen wäre (das versteht man ja unter dem Begriff *„sicher"*) und dass man davon ausgehen darf, dass man nach der Injektion einen Schutz vor der Infektion mit SARS-CoV-2 oder zumindest vor der Krankheit „COVID-19" erwarten kann (*„wirkt"*). Dabei war es absehbar, und selbst den Befürwortern der Injektion relativ bald klar, dass diese Aussage wohl nicht zu halten wäre. Nicht nur, dass ja schon die Zulassungsanträge der Spike-Stoffe diesen Aussagen deutlich widersprachen, sehr schnell zeigten sich nämlich auch bis dahin im Kontext mit klassischen Impfungen ungewöhnliche Symptome, ein über das zu erwartende und normale Maß hinausgehendes Nebenwirkungsspektrum und eine eklatante Versagerquote hinsichtlich des Schutzes, was unter anderen Bedingungen in der Vergangenheit immer und ganz selbstverständlich dazu geführt hätte, dass Produkte dieser Art mit sofortiger Wirkung vom Markt genommen worden wären. Besonders perfide war die Irreführung der Bevölkerung durch Aussagen wie: *„Diese Impfstoffe sind gleich gut, wenn nicht besser getestet als alle bisherigen und somit unbedenklich."*[(82)]

Bei alldem gilt es zu berücksichtigen, dass bis zum jetzigen Zeitpunkt, zu dem dieses Buch geschrieben wird, noch nicht einmal drei Jahre Beobachtungszeitraum vorliegen und in dieser Zeit die dokumentierten Nebenwirkungen und Todesfälle bereits alles bisher Gesehene in den Schatten stellen. Bedingt durch die Komplexität der Interaktion der unterschiedlichen Bestandteile der Spike-Stoffe mit körpereigenen Strukturen lässt sich im Moment noch überhaupt nicht abschätzen, welche Krankheitsbilder in Zukunft noch zu erwarten sein werden. Eigentlich ist es ja schon erschreckend, dass durch die Anwendung dieser Substanzen (wie bereits geschildert) vier oder sagen wir *mindestens* vier völlig neue Krankheitsbilder (*neu* zumindest im Zusammenhang mit Immunisierung) aufgetreten sind und somit entsprechend zusätzlich(!) in den Krankheitskatalog aufgenommen werden mussten:

- **ADE** (Antibody-Dependend Enhancement; immunologische Verstärkungsreaktion),
- **VITT** (Vaccine-induced Immune Thrombotic Thrombocytopenia; eine durch die Immunisierung bedingte Blutungsneigung, verbunden mit Gerinnselbildungen),
- **V-AIDS** (Vaccine Acquired Immune Deficiency Syndrome; eine immunisierungsbedingte Abwehrschwäche) und
- **SADS** (Sudden Adult Death Syndrome; plötzlicher Erwachsenentod).

All dies müsste obligater Teil des Aufklärungsgesprächs sein, ergänzt um die Feststellung, dass eventuell auch noch weitere bisher nicht bekannte Krankheitsbilder folgen könnten. Genaugenommen dürfte sich die Aufklärung nicht auf die taxative Listung der möglichen Nebenwirkungen beschränken, vielmehr müssten auch weitere mögliche Gesundheitsbeeinträchtigungen Erwähnung finden, wie zum Beispiel das Wiederaufflackern latenter Infektionen (Beispiel Gürtelrose) oder eine akute Verschlechterung einer bereits vorbestehenden Krebserkrankung wie auch das plötzliche Auftreten und schnelle Wachstum neu gebildeter bösartiger Tumoren. In Anbetracht der bereits bestehenden Vielzahl der gelisteten „impf"-assoziierten Krankheitsbilder wie auch plausibler möglicher Folgen muss deren Auflistung zwangsläufig lückenhaft bleiben, worüber ebenfalls informiert werden müsste.

Hierzu gibt es auch eine detaillierte Analyse zweier Juristen in Deutschland, denn der Anwalt für Medizinrecht Carlos A. Gebauer und die Juraprofessorin Katrin Gierhake haben den Aufsatz »Ärztliche Aufklärung bei Behandlungen mit bedingt zugelassenen mRNA-Impfarzneien« veröffentlicht. Deren Fazit lautet: Wenn der Arzt den Patienten nicht darauf hingewiesen hat, dass er ihn wegen mangelnder Informationen nicht über die Wirkungen der Arznei aufklären kann, ist dessen Einwilligung ungültig und die Verabreichung des Impfstoffs war rechtswidrig.

Neben diesen drei rechtlich relevanten Kritikpunkten findet sich noch eine Vielzahl weiterer möglicherweise rechtlich relevanter Aspekte. Auf manche möchte ich hier noch eingehen. So erfolgte zum Beispiel, ohne ausreichende Testung, und somit auch ohne belastbare Daten, eine Indikationserweiterung für diese Substanzen hinsichtlich der Anwendung bei Kleinkindern, Kindern und Jugendlichen, Personen mit unterschiedlichen Grundkrankheiten sowie Schwangeren. Interessanterweise gelten bei klassischen Impfstoffen Schwangere immer als Risikogruppen, sodass hier selbst bei traditionellen Totimpfstoffen üblicherweise Formulierungen wie *„nur nach kritischer Abwägung der Vor- und Nachteile“* oder so ähnlich zur Anwendung kommen. Demgegenüber erscheint es unerklärlich, wie es möglich ist, diese experimentellen Substanzen, die auf völlig neuen Plattformen entwickelt worden sind, uneingeschränkt Schwangeren zu empfehlen[(83)], ja ihnen diese sogar aufzudrängen.

Auch ein weiteres Prinzip wurde in der Anwendung der Spike-Stoffe verletzt und müsste – Rechtsstaatlichkeit vorausgesetzt – klarerweise und eindeutig rechtliche Folgen nach sich ziehen: Für jedes Medizinprodukt gilt, dass der zu erwartende Nutzen einem möglichen Schaden bei Weitem überwiegen muss. Dies wurde bei den Spike-Stoffen mit einer nicht nachvollziehbaren Dreistigkeit über Bord geworfen. So wurden beispielsweise Bevölkerungsgruppen, namentlich Kinder und Jugendliche, die, solange sie keine Grundkrankheit aufweisen, de facto kein Risiko haben, an Corona zu sterben, durch unterschiedliche, teils auch unlautere Maßnahmen(84) (ich sage nur Essensgutschein, Gutschein für Kinobesuch und so weiter) förmlich in die Nadel gedrängt. Allein das ist bereits ethisch und moralisch verwerflich. Als kriminell ist es deswegen zu bezeichnen, da in der Folge diese durch die Krankheit nicht nennenswert gefährdete Personengruppe (insbesondere, da auch das Risiko von Long-COVID mittlerweile relativiert werden musste) einer bei Weitem höheren Gefahr für Komplikationen und auch Todesfälle(85) ausgesetzt ist. Einige der angeordneten Maßnahmen haben in der Praxis oftmals den Tatbestand der Nötigung erfüllt, da für diese (durch die Infektion üblicherweise ja nicht gefährdete) Bevölkerungsgruppe eine Teilnahme am Sozialleben oftmals nur möglich gewesen ist, wenn man bereit war, sich immunisieren zu lassen. Der Gipfel der Niedertracht wurde damit erreicht, dass diesen oftmals wehrlosen Mitgliedern unserer Gesellschaft von kranken Geistern eingeredet wurde, dass sie eventuell am Tod ihrer Eltern oder Großeltern schuld wären, sollten sie nicht alle Vorgaben, darunter auch die Immunisierung, kritiklos mittragen.

Nicht erst bei den Immunisierungen, sondern in vielen Bereichen des Corona-Managements kam es zu unübersehbaren Verletzungen des Datenschutzes. Auch das muss in einem Rechtsstaat Folgen haben. So wurden bis dahin vorgeschriebene und peinlich genau einzuhaltende Verhaltensvorgaben aufgehoben und stattdessen neue Möglichkeiten festgelegt, wie zum Beispiel die Option, ja das Recht der Arbeitgeber, den Immunisierungsstatus der Mitarbeiter[(86)] zu erfragen und bei Nichterfüllung der Vorgaben das Arbeitsverhältnis auflösen zu können. Auch musste beispielsweise bei vielen Flugreisen der Immunisierungsstatus bekanntgegeben werden. Ja, selbst beim Betreten von Kinos, Restaurants, Gastwirtschaften, Schulen, Amtsgebäuden und – man kann es nur fassungslos wiedergeben – Einrichtungen des Gesundheitswesens[(87)] wie Arztpraxen und Krankenhäusern wurde diese Information, die genaugenommen in klassischer Art und Weise durch die Datenschutzgrundverordnung geschützt sein sollte, nicht nur unter Duldung, sondern zum Teil als verpflichtende Vorgabe seitens des Staates abgefragt.

Nicht unerwähnt sollte an dieser Stelle auch sein, dass die Perfidie mit einem weiteren Formalakt auf die Spitze getrieben wurde: Krankheiten werden schon seit Jahrzehnten aus verschiedenen und durchaus auch nachvollziehbaren Gründen mit einer international gültigen Codierung, dem sogenannten ICD-Code, verschlüsselt, bekommen also eine bestimmte Buchstaben-Ziffern-Kombination zugeteilt. Dieses System bedarf naturgemäß einer im Rahmen der Feinjustierung erforderlichen Adaptierung. Völlig neu ist aber, dass nun auch gesunde Personen[(88)] mittels dieses Systems erfasst werden, nämlich wenn sie nicht (vollständig) „geimpft“ sind. Dies lässt nur einen Rückschluss zu: Offensichtlich soll für das Verweigern von Injektionen primär ein international harmonisiertes, mit einfacher Erfassung einhergehendes und handzuhabendes Kontrollinstrument und in der Folge auch ein umfassend verfügbares Bestrafungs-Instrument etabliert werden.

Rechtlich fragwürdig erscheint auch die national, ja zum Teil sogar regional unterschiedliche und willkürlich festgelegte Schutzdauer der Spike-Stoffe. Aus Sicht eines Arztes ist es überhaupt nicht nachvollziehbar, dass es hier innerhalb der Länder, insbesondere aber international, völlig unterschiedliche Angaben[(89)] zur Zahl der für eine Grundimmunisierung erforderlichen Stiche wie auch zu der daran anschließenden Schutzdauer gegeben hat. Wie sehr muss hier das Prinzip der Gehirnwäsche nicht nur bei der allgemeinen Bevölkerung, sondern bei diesem grundsätzlich ja umfassend ausgebildeten Berufsstand gegriffen haben, um derartige Maßnahmen unwidersprochen mittragen zu können. Spätestens hier ist es höchste Zeit, dass ich hier aufrichtig zu Papier bringe, wie sehr ich mich für diese Mitglieder meines Berufsstandes schäme und dass ich großen Wert darauf lege, mit diesen nicht in einem Atemzug genannt zu werden. Solchen Personen, also diesen Medizinern, spreche ich das Recht ab, sich als Arzt zu bezeichnen – sie sind eine Schande für unseren traditionsbehafteten und mit einem unvergleichbaren Vertrauensvorschuss ausgestatteten Berufsstand.

Es wird wohl rechtlich zu klären sein, inwiefern Aussagen von Meinungsbildnern rechtlich zu ahnden sind. So gab es ja beispielsweise äußerst interessante Ausführungen, sowohl von Bill

Gates als auch von Repräsentanten aus dem Bereich der Pharmaindustrie, die durchaus einem Schuldeingeständnis entsprechen. Als eines von zahlreichen Beispielen sei hier das ohnehin den meisten bekannte Beispiel der Aussage von Janine Small[(90)], der Präsidentin für internationale Entwicklungsmärkte des Impfstoffherstellers *Pfizer*, im Rahmen einer Anhörung durch das Europäische Parlament genannt.

Im Rahmen der Befragung gab Frau Small unumwunden zu, dass die Firma *Pfizer* die Fragestellung, ob ihr Produkt in der Lage wäre, die Übertragung von Mensch zu Mensch zu blockieren, aus Zeitgründen gar nicht untersucht hatte, sodass man sich zwangsläufig fragen muss, woher denn manche Meinungsbildner die Vorgabe ableiten konnten, dass ge-spike-te Personen den Erreger nicht weitergeben könnten. Letztlich war diese, wie wir heute wissen, nicht begründbare Behauptung ja Anlass für weitreichende Konsequenzen und hatte somit enormen Einfluss auf das gesamte soziale Umfeld. Diese Form der eigenwilligen Interpretation sollte (somit auch wie vieles andere) dringend aus rechtlicher Sicht untersucht werden.

Um den Rahmen dieses Kapitels und damit auch des Buches nicht zu sprengen, sollen hier lediglich einige wenige Fälle mit möglicherweise enormer rechtlicher Sprengkraft erwähnt werden. Diese sind allesamt auch in den einschlägigen Quellen – dabei handelt es sich meist um im Internet vertretene neue Medien – nachprüfbar.

Von besonderem Interesse könnten folgende Fälle sein:

- Aussage von Frau Dr. Teresa Long (Ärztin der US-Army) beziehungsweise des Rechtsanwaltes Dr. Thomas Renz zu immunisierungsassoziierten Komplikationen in der Armee[91] der Vereinigten Staaten von Amerika.
- Aussagen und Anzeigen durch Herrn Pascal Najadi[92] – angezeigt wurden unter anderem der Schweizer Bundespräsident und die Firma *Pfizer*.
- Anzeige der schweizerischen Zulassungsbehörde *Swissmedic*, beispielsweise durch den in Zürich niedergelassenen Rechtsanwalt Philipp Kruse[93].
- Anzeige durch die *Indian Bar Association*[94], vertreten durch Rechtsanwalt (Advocate) Nilesh C. Ojha
- Beweise seitens Josh Guetzkow[95], dass die getesteten und bedingt zugelassenen Spike-Stoffe von *Pfizer* nicht mit jenen ident waren, die unter diesem Namen dann ausgeliefert und den Menschen appliziert wurden.
- Obwohl nur indirekt mit den Spike-Stoffen verbunden, erscheint an dieser Stelle auch die Anzeige[96] von Uwe Kranz, dem ehemaligen Präsidenten des LKA Thüringen, gegen hochrangige Mitglieder der deutschen Bundesregierung (wegen Hochverrates) erwähnenswert.

All diese Fälle befinden sich derzeit noch in rechtlicher Prüfung. Betrachtet man die aktuelle Stimmungslage und die allgemeine Haltung bei Gericht, muss man wohl davon ausgehen, dass die meisten der genannten Fälle im Sinne der Mainstream-Meinung, also narrativ-freundlich, entschieden werden. Laut Aussage kompetenter Juristen sollten diese Unrechtmäßigkeiten aber trotzdem verfolgt werden. Verhaltensweisen, die mit hoher

Wahrscheinlichkeit gegen (vor Corona) gültiges Gesetz verstoßen, sollten zur Anzeige gebracht werden, da der Tatbestand damit aktenkundig wird und es – im Falle einer Abweisung durch Mainstream-affine Gerichte – später (das heißt nach Wiederherstellung der Rechtsstaatlichkeit) zu einer Wiederaufnahme kommen könnte.

Die Fragestellung, wie es denn in Zukunft weitergehen könnte, hängt – auch was die Aufarbeitung der durch die Spike-Stoffe entstandenen Schäden angeht – wohl grundsätzlich von der Bereitschaft der Gerichte ab, zur Rechtsstaatlichkeit zurückzukehren, allerdings haben wir es hier auch mit einer erheblichen gesellschaftlichen, sozialen, wirtschaftlichen, medizinischen und letztlich auch juristischen Sprengkraft zu tun. Wie bereits erwähnt, hat das Rechtssystem in den letzten drei Jahren dem offensichtlich erheblichen Druck aus der politischen Ecke ohne sichtbaren Widerstand nachgegeben. Für viele Bürger westlicher Demokratien, die sich im blinden Vertrauen auf ein funktionierendes Rechtssystem verlassen hatten, gab es ein böses Erwachen: Mit der Zeit drifteten Rechtsprechungen nach und nach von sachlichen Argumentationslinien ab. Letztere wurden oftmals entweder gar nicht zugelassen oder im Keim erstickt. Als Beispiel hatte ich schon genannt, dass sich Staatsanwälte mangels sogenannten Anfangsverdachtes gar nicht auf die Klärung eines Sachverhaltes – in diesem Fall also auf die Klärung von Todesursachen durch Obduktionen – eingelassen haben. Als besonders ernüchternd empfanden es viele (darunter auch zahlreiche Rechtsanwälte, mit denen ich dankenswerterweise regelmäßig in Kontakt sein darf), dass die obersten Instanzen sowohl in Deutschland als auch in

Österreich sowie entsprechende Instanzen in der Schweiz derartige Fragestellungen, die gefühlsmäßig zweifellos im Widerspruch zu einem demokratischen Rechtsverständnis stehen, abgebügelt haben – dies zumeist mit dem Argument, nicht zuständig zu sein. Steht es nicht im Widerspruch einer rechtstaatlichen, demokratisch orientierten Gesellschaft und kommt es nicht einem Offenbarungseid gleich, wenn der Verfassungsgerichtshof sich bei dem Verdacht verfassungswidriger Zustände (und das lässt sich weit über die Anwendung der Spike-Stoffe hinaus auf viele Situationen des Corona-Managements ausdehnen) für nicht zuständig erklärt?

Wie sehr hier auch Interpretationsspielraum genutzt, ja ausgedehnt, überstrapaziert und missbraucht wurde, zeigte sich in Österreich unter anderem in einer Entscheidung der *KommAustria*: Diese Behörde, die zweifellos im Grundgedanken eine für eine Demokratie wichtige Kontrollinstanz darstellt, hat doch tatsächlich (was aus meiner Sicht zwangsläufig eine besonders strenge Kontrolluntersuchung dieser Instanz zur Folge haben müsste) unter höchst eigenwilliger Interpretation rechtlicher Rahmenbedingungen eine Satiresendung in Österreich (»Der Wegscheider«) ins Visier genommen, dies unter Androhung, dem ausstrahlenden Sender (nämlich *ServusTV*) die Lizenz zu entziehen, da man hinsichtlich dieser Sendung (die wie gesagt Satire ersten Ranges bietet) völlig unbegründet und noch vor wenigen Jahren undenkbar ein Gesetz zur Anwendung(97) bringen wollte, das von der Ausrichtung her zur Bewertung von Nachrichtensendungen vorgesehen ist (nämlich § 41 Abs. 1 Audiovisuelle Mediendienste-Gesetz). Hier (und nur hier!) soll der Verbreitung von Fehlinformationen beziehungsweise eindeutig polarisierender beziehungsweise einseitiger Berichterstattung ein Riegel vorgeschoben werden. Überraschenderweise kam diese Gesetzesauslegung allerdings gegenüber dem Österreichischen Staatsfunk *ORF* nicht zur Anwendung, obwohl man hier durchaus den Eindruck einer nicht ausgewogenen Berichterstattung hatte, was zumindest eine Prüfung durch die *KommAustria* zur Folge hätte haben müssen.

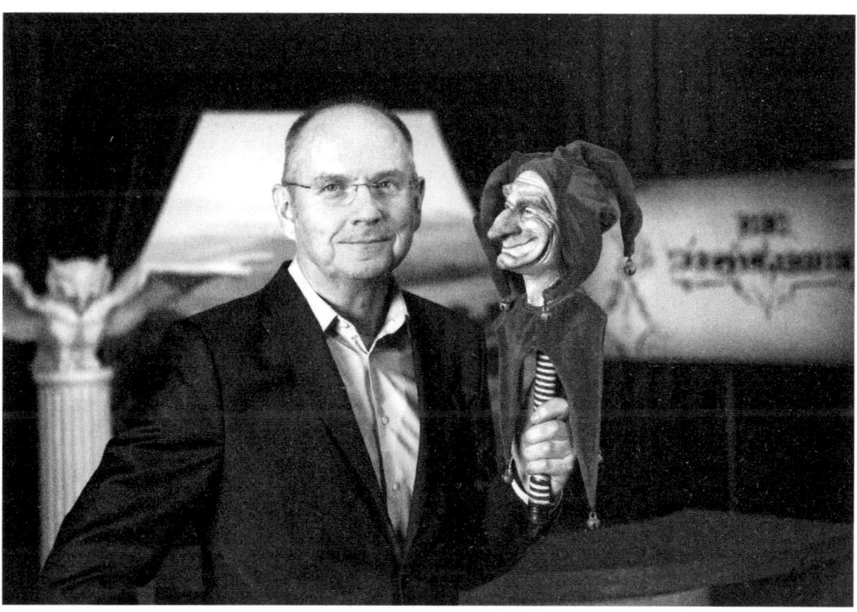

Abb. 14: Ferdinand Wegscheider, der Intendant von ServusTV, der jeden Samstagabend in seiner Satire-Sendung „Der Wegscheider" Ereignisse, Entwicklungen und Trends aus Politik, Wirtschaft, Gesellschaft oder Kultur aufs Korn nimmt.

Abschließend wird man sich doch irgendwann einmal dazu durchringen müssen zu prüfen, inwiefern denn die zwischen den Firmen und Körperschaften (wie Staaten und Staatenbünden) abgeschlossenen, extrem pharma-freundlichen Verträge überhaupt rechtsgültig sind, da ja nicht jene Produkte geliefert wurden, die vertraglich vereinbart worden waren. Und wie aus dem nun von Südafrika herausgeklagten ungeschwärzten Vertrag abzulesen ist, gab es hier ja seitens der Firma *Pfizer* Angaben, dass nicht bekannt war, ob die Substanzen wirken, wenn ja, wie lange, welche Nebenwirkungen auftreten können und weitere durchaus relevante Punkte, aus denen sich durchaus auch global Klagen ableiten lassen, deren einklagbares Finanzvolumen das ohnedies gigantische, durch die Spike-Stoffe erwirtschaftete Vermögen der Firmen bei Weitem übersteigen würden.

„Meine jüngsten Erfahrungen aus meinem Ordinationsbetrieb als Gynäkologin:

Auch wenn dafür im Moment noch wissenschaftliche Evidenz ausständig ist, so fällt auf, dass immer mehr junge Patientinnen, welche nachweislich nicht an Corona erkrankt sind, jedoch nach der Corona-Impfung an einem geschwächten Immunsystem leiden und folglich Erkrankungen im neurologischen, im rheumatologischen bis hin zum Fatigue-Syndrom entwickelt haben.
Auch im Bekanntenkreis weiß ich von zwei jungen Männern, beide unter 30 Jahre alt, welche nach der Impfung nun Pflegefälle sind. Rechtsmaßnahmen wurden diesbezüglich bereits eingeleitet.
Leider sind mir auch mehrere Fälle von sportlich gesunden Menschen bekannt, die innerhalb einiger Monate an explosionsartig entstandenen Tumorerkrankungen ohne jeglichen Erfolg der schulmedizinischen Maßnahmen verstorben sind.“

Gynäkologin aus Salzburg

Kapitel 7
Möglichkeiten der Diagnostik des sogenannten „Post-Vac-Syndroms"

Schädigungen nach Immunisierung kommen zweifellos in deutlich größerer Menge vor, als dies die offiziellen Zahlen vermuten lassen. Dies ist kein Spezifikum der Immunisierung gegen SARS-CoV-2, vielmehr gehen Behörden in Österreich und Deutschland grundsätzlich davon aus, dass üblicherweise nur zirka 5-6% der Nebenwirkungen[(98)] tatsächlich gemeldet werden. Je komplexer sich Situationen darstellen, desto wichtiger erscheint aus meiner Sicht eine klare und unmissverständliche Terminologie, und umso eindeutiger sollte die Ausdrucksweise sein.

Erlauben Sie mir bitte an dieser Stelle einen kurzen Ausflug in das Krankheitsbild von COVID-19. Hier geht es aber nur um Erläuterungen zur Fachbezeichnung. Ausführungen zu Krankheitsbildern und den Symptomen sind nicht Thema dieses Buches und Ziel der Schilderung. Wie bereits erwähnt, ist der hauptkrankmachende Faktor von SARS-CoV-2 das sogenannte Spike-Protein, das als „Stachelprotein" an der Oberfläche der Coronaviren sitzt (daher der Name) und unter tatkräftiger Mitwirkung kranker Geister dermaßen verändert wurde, dass aus einem eigentlich harmlosen Hustenvirus durch „gain of function" (Wirksamkeitszugewinn) ein problematischeres Virus gemacht wurde, das bei bestimmten Zielgruppen durchaus eine schwere Krankheit auslösen kann. Wie ebenfalls bereits ausgeführt, ist beim Virus und bei den Spike-Stoffen die krankmachende Wirkung durch die gleiche Struktur bedingt. Selbstverständlich bewirken jene Strukturen, die sich an der Oberfläche eines Krankheitserregers finden, üblicherweise auch die besten Abwehrreaktionen durch das Immunsystem. Insofern ist es nicht verwunderlich, dass für das Wirkungskonzept und die Entwicklung der Spike-Stoffe das Spike-Protein das meiste Interesse auf sich gezogen hat. Analysiert man die Daten, so stellt man fest, dass die Komplikationen bei Gespike-ten – wie aufgrund des Gesagten ja eigentlich auch nicht anders zu erwarten – jenen Symptomen, die sich im Rahmen der SARS-CoV-2-Infektion zeigen (und damit das Krankheitsbild COVID-19 bedingen), sehr ähnlich sind – ja oftmals sieht man praktisch idente Krankheitsbilder.

Biowaffen und Biologische Kriegsführung

Wenn wie in diesem Fall durch ein künstlich hergestelltes Virus Krankheiten ausgelöst werden (sollen), kommt man am Thema „Biowaffe“ nicht vorbei. Nun also (da nicht Schwerpunktthema dieses Buches) das Thema in aller Kürze: A(tomare), B(iologische) und C(hemische) Waffen werden als eigene Waffengruppe zusammengefasst – im Gegensatz zu konventionellen Waffen. B-Waffen haben hierbei – wie der Name schon sagt – ihren Ursprung in biologischen Strukturen. Der Name „Mikroorganismen“ wäre andererseits nicht ausreichend exakt, da einerseits Viren keine Organismen sind und andererseits auch Toxine, also Stoffwechselprodukte, von Mikroorganismen hier zum Einsatz kommen: Das prominenteste Beispiel hierfür ist wohl das Botulinus-Toxin (Ursprung: Clostridium botulinum), das höchstwirksame biologische Gift. Somit kommen grundsätzlich Prione, Viren, Pilze, Bakterien und Toxine dafür in Frage, eventuell auch Parasiten, zum Beispiel als Vektoren, wie zum Beispiel mit Pest infizierte Flöhe.

Sollte hierfür weiterführendes Interesse bestehen, kann ich gerne auf das Buch des befreundeten Kollegen Dr. Heiko Schöning hinweisen, das noch vor Weihnachten 2023 erscheinen soll und sich schwerpunktmäßig diesem Thema widmet. Nun aber der aus meiner Sicht wichtige Fokus auf SARS-CoV-

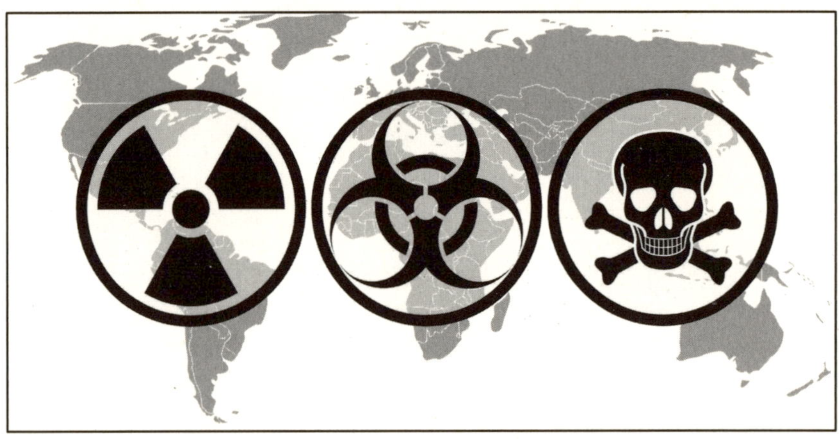

Abb. 15: Biologische Kriegsführung nennt man den Einsatz von biologischen Toxinen oder Infektionserregern wie Viren, Bakterien, Insekten und Pilzen, um auf diese Weise Menschen, Tiere oder Pflanzen als Kriegshandlung zu töten, zu schädigen oder außer Gefecht zu setzen.

2 und COVID-19: Kombiniert man die unterschiedlichen Aspekte, nämlich dass ein grundsätzlich harmloses Virus durch Gain-of-Function scharfgeschaltet wurde, dieses Agens entweder absichtlich freigesetzt oder die Freisetzungsmöglichkeit durch mangelhafte Schutzvorkehrungen zumindest billigend in Kauf genommen wurde, wie auch die Tatsache, dass die Veränderungen des Virus im Spike-Protein eine biologisch hochwirksame und grundsätzlich gesundheitsschädigende Struktur aufweisen, so kommt man zwangsläufig zu der Bewertung, dass es sich hierbei um eine (vergleichsweise allerdings relativ unproblematische) Biowaffe handelt. Das wirklich Perfide dar-

an ist nämlich die zu Grunde liegende Manipulationsstrategie: Man bringt also ein Agens in Umlauf, schürt Panik, generiert damit die Bereitschaft der Bevölkerung, Hilfsangebote internationaler und nationaler Organisationen und Einrichtungen welcher Art auch immer dankbar und kritiklos anzunehmen und bringt damit die nächste Biowaffe zum Einsatz, nämlich die Spike-Stoffe. Ich bin mir dessen bewusst, dass diese Klassifikation auch einen Sturm der Entrüstung auslösen kann, will aber auch das sachlich argumentieren: Abgesehen von all den in diesem Buch geschilderten sonstigen Aspekten zu den Spike-Stoffen und deren möglichen Auswirkungen ist und bleibt die Produktion des spezifischen Spike-Proteins und dessen erwiesenermaßen schädigende Wirkung ein schlagendes Argument, auch die Spike-Stoffe als „Biowaffe" zu klassifizieren. Sieht man von der Variolation ab (das war der Versuch, durch die Überimpfung des Inhaltes von Pockenbläschen andere Personen zu immunisieren, was wegen einer sehr hohen Komplikationsrate dann durch die Vakzination ersetzt wurde), ist es nämlich eine medizinische Premiere, dass jene Struktur, die für eine Krankheit hauptverantwortlich ist, nämlich das Spike-Protein, unverändert(!) als (untauglich) immunisierendes Gegenmittel (Escape-Mutationen) eingesetzt wurde und wird, wobei – Gott lass es Hirn regnen – ja nach wie vor auch der Bauplan jenes Spike-Proteins für die Immunisierung eingesetzt wird, das der (ja deutlich schwerer krankmachenden) Ursprungsvariante Wuhan entspricht, also einem Virus, das in der Natur gar nicht mehr zirkuliert. Böser (und blöder) geht es nicht! (Mit Herbst 2023 kamen erstmals NICHT Wuhan-Spike-Stoffe auf den Markt.)

Ich habe das deswegen ausgeführt, da wir eigentlich über das Post-Vac-Syndrom sprechen wollten. Als Parallelerscheinung gibt es ja auch das Post-COVID-Syndrom, und damit schließt sich nun der Kreis zu jenen Bemerkungen, die ich am Anfang dieses Kapitels gemacht habe. Im Zusammenhang mit der Krankheit COVID-19 tauchen ja sehr häufig zwei Begriffe auf: **Post-COVID** (meistens wird mittlerweile die Zahl 19 weggelassen) und **Long-COVID** (auch hier wird meist die Zahl 19 weggelassen). Darüber hinaus gibt es insbesondere im amerikanischen Bereich eine Vielzahl anderer Begriffe, die letztlich illustrieren sollen, dass manche Beschwerden und Krankheitssymptome zeitweise nach der Infektion mit SARS-CoV-2 atypisch lange zu beobachten sind.

Interessanterweise gibt es in der medizinischen Literatur keine harmonisierten, also weltweit gültigen Vorgaben, wie die Begriffe Post-COVID und Long-COVID einzusetzen wären. Selbst wenn man berücksichtigt, dass hier auch gewisse kulturelle Unterschiede bestehen, ist es in Anbetracht der sozialen Komponente, die zumindest in den Systemmedien entsprechend dargestellt wird, verwunderlich, dass hier nach wie vor eine große Grauzone besteht beziehungsweise die Begriffe zum Teil sogar gemeinsam und ohne sichtbare Unterscheidung Verwendung finden. Dabei wäre es doch sehr einfach, wenn man die Ausdrücke nur entsprechend ihrer eigentlich ja aufgrund der klassischen Terminologie unmissverständlich zugewiesenen Bedeutung einsetzen würde.

„Post" stammt aus dem Lateinischen und bedeutet „nach". Mit anderen Worten: Der Zustand, der mit einem derartigen Begriff versehen wird, legt fest, dass es sich um die Situation *nach* Abschluss eines Ereignisses handelt, das auslösende Ereignis muss hier also bereits beendet sein. Dies bedeutet bei der hier abgearbeiteten Fragestellung, dass man bei entsprechend sinngemäßer Auslegung den Begriff Post-COVID (nur) für jenen Zustand beziehungsweise jene Symptomkonstellation anwenden sollte, bei der die COVID-Erkrankung (was genaugenommen auch schon eine Fehlbezeichnung ist, da ja das D für „Disease", also „Erkrankung" steht, also die ***CO**rona **VI**ral **D**isease*) abgeschlossen ist, die Viren also durch das Immunsystem neutralisiert beziehungsweise eliminiert worden sind. Dies ist bekanntermaßen nicht zwangsläufig der Zeitpunkt, an dem alle Symptome verschwunden sein müssen, vielmehr gilt es ja für den Körper, den durch das Virus entstandenen Schaden zu reparieren, was durchaus längere Zeit brauchen und in dieser Zeit auch noch Krankheitssymptome verursachen kann.

Im Gegensatz dazu kennzeichnet der Begriff „Long" (lang) eine über einen zu erwartenden Zeitpunkt hinaus bestehende, also eine unüblich *lange* Veränderung beziehungsweise ein überdurchschnittlich *langes* Bestehen eines Zustandsbildes. Erläuterndes Beispiel: Definitionsgemäß findet sich in der nördlichen Hemisphäre eine Zuteilung von bestimmten Jahreszeiten zu bestimmten Monaten, also beispielsweise beginnt kalendarisch der Winter mit dem 21. Dezember und endet mit dem 20. März. Wie wir alle wissen, sind typische Zeichen des Winters (so wie wir ihn kennen) Kälte, Frost, Schneefall und Eisbildung. Daran ist schon zu erkennen, dass die „Symptome" dieser Saison naturgemäß auch von weiteren Faktoren, wie zum Beispiel der geographischen Situation, abhängig sind. Selbst in der gleichen Region kann es, in Abhängigkeit von der Meereshöhe, zu deutlich unterschiedlichen Wettersituationen kommen (z.B. einen frühen Wintereinbruch in den Alpen). Ohne diese kalendarische Zuordnung in Frage zu stellen, wissen wir jedoch, dass sich der Winter im südlichen Spanien oder auf der Insel Kreta anders darstellt als in Skandinavien. Wenn man bei uns in Mitteleuropa im Oktober den ersten Schneefall verzeichnet hat und die geschlossene Schneedecke bis in den April hinein, also länger als gewöhnlich, anhält, dann sprechen wir hier von einem *langen* Winter.

Die Betonung durch den Zusatz des Wortes „lang“ drückt somit eine Verlängerung eines Zustandsbildes aus, ohne die Phase danach berücksichtigen zu müssen. Wenn wir also nun auf die Wortfindung „Long-COVID“ zurückkommen, würde dies sinngemäß logisch und in korrekter Analogie, also in Anlehnung an den sonstigen Sprachgebrauch, bedeuten, dass die Erkrankung, also das Bestehen der Infektion mit SARS-CoV-2 (was eben als COVID-19 bezeichnet wird), atypisch lange dauert. Üblicherweise wird die Krankheit mit einer Dauer von bis zu vier Wochen angegeben, somit wäre ein Fortbestehen von Virusaktivität(!) über diesen Zeitraum hinaus als „Long-COVID“ zu bezeichnen.

Ich sage all dies im vollen Bewusstsein, dass bestimmte Organisationen, wie zum Beispiel die *Deutsche Gesellschaft für Pneumologie und Beatmungsmedizin* (DGP)[(99)], nationale Gremien in Großbritannien[(100)] oder auch das *CDC*[(101)] diese Begriffe wesentlich flexibler, nicht aufeinander abgestimmt und zum Teil auch ohne klare Differenzierung einsetzen. Der Vollständigkeit halber sei hier also erwähnt, dass es auch (aus meiner Sicht nicht nachvollziehbar) Einteilungen gibt, die der Krankheit COVID vier Wochen zugestehen und bei längeren Beschwerden dies als „Long-COVID“ bezeichnen, und wenn der Beschwerdezeitraum zwölf Wochen beziehungsweise drei Monate überschreitet, dann kommt die Bezeichnung Post-COVID zur Anwendung. Allerdings wird – um die Verwirrung noch etwas zu vergrößern – von manchen Institutionen auch ohne zusätzliche Spezifikation geäußert, dass Long-COVID(!) viele Wochen und auch mehrere Monate dauern kann.

Nun zum eigentlichen Thema (und ich entschuldige mich noch einmal für die doch sehr ausführliche Schilderung am Anfang dieses Kapitels, die mir aber für das Verständnis sehr wichtig erscheint und auch im Folgenden einige Ungereimtheiten eventuell besser verständlich erscheinen lässt): Für Spätfolgen oder längere Auswirkungen der Immunisierung gegen SARS-CoV-2 wird interessanterweise nur ein Begriff verwendet, nämlich *Post-Vac-Syndrom* (im englischsprachigen Bereich findet man hier und da auch die Bezeichnung *Post-Vacc* oder *Post-Vax*). Es stimmt schon, dass diese Symptome *nach* dem Immunisierungsversuch in Form eines Stichs (dem Spiken) auftreten, und natürlich kann man die Abkürzung „Vac“ sinnbildlich für diesen Stich verwenden. Eine pauschale Verwendung ließe aber genauso wenig wie im Erkrankungsfall einen Rückschluss auf den Aktivitätszustand der injizierten Substanz zu, was aber aus mehreren Gründen durchaus sinnvoll, ja hinsichtlich der kalkulierten Therapie sogar mitentscheidend sein kann. Die einheitliche Verwendung des Begriffs „Post-Vac“ suggeriert in Anlehnung an die von mir soeben getätigten differenzierenden Ausführungen, dass damit die Aktivitätsphase des Immunisierungsprozesses, also die Phase der Auseinandersetzung des körpereigenen Immunsystems mit einem Fremdeiweiß (in diesem Fall: dem injektionsbedingten Spike-Protein), abgeschlossen wäre und somit ausschließlich danach fortbestehende Schäden für etwaige Symptome verantwortlich wären.

Im Wissen darum, dass ich hier (zumindest für den deutschen Sprachraum) absolutes Neuland betrete, möchte ich – in Analogie zur Erkrankung COVID-19 – aufgrund der großen Parallelitäten zwischen der Infektionserkrankung und dem Krankheitsbild nach dem Spiken auch hier den Impuls geben, zwischen Long-Vac-Syndrom und Post-Vac-Syndrom zu unterscheiden.

Auf Basis entsprechender Untersuchungen konnte ja mittlerweile nachgewiesen werden, dass einerseits von Zellen freigesetztes, auf Basis der mmRNA hergestelltes aktives Spike-Protein über drei Monate(102) und zum Teil sogar länger im Blut zirkuliert. Mit anderen Worten: Hier ist der immunologische Prozess noch voll im Gange, die den Prozess auslösenden Moleküle lösen nach wie vor Körperreaktionen aus. Es geht also nicht nur um die Behebung und den Reparaturversuch entstandener Schäden, sondern um den Fortbestand eines Entzündungsgeschehens auf Basis weiterhin freigesetzten Spike-Proteins. Auch konnte durch Untersuchungen nachgewiesen werden, dass die angeblich ja so kurzlebige mmRNA noch Wochen nach der Verabreichung(103) im Blut von ge-spike-ten Personen nachweisbar war. Geht man nun davon aus, dass diese mmRNA (verpackt in Nanopartikel) noch in der Lage ist, in Zellen einzudringen und dort erst den Prozess der Spike-Protein-Produktion in Gang zu setzen, so ist leicht nachvollziehbar, dass sich daraus noch ein vermutlich wochen- bis monatelanger Entzündungsprozess durch das Fortbestehen der Wechselwirkung zwischen dem entzündungsauslösenden Spike-Protein und dem körpereigenen Immun- und Entzündungssystem abspielen wird. All dies wäre aus meiner Sicht als „Long-Vac-Syndrom“ zu bezeichnen.

Im Gegensatz dazu wäre jenes Krankheitsbild, das sich zwar als Folge der Wechselwirkung von Spike-Protein und körpereigener Reaktion ausgebildet hat, aber nach dem Verschwinden des Spike-Proteins fortbesteht – also den Zustand der abgeschlossenen gesetzten Schädigung (bei gleichzeitigem Versuch der Reparatur) ohne fortführende schädigende Einwirkung beschreibt – als „Post-Vac-Syndrom“ zu bezeichnen. Wir wissen ja beispielsweise, dass Spike-Protein unter anderem die Gefäßinnenhaut (das Endothel) zu schädigen vermag und sich daraus resultierend Gerinnsel unterschiedlicher Größe ausbilden können. Diese Gerinnsel sind in der Lage, lokal (auch größere) Gefäße zu verstopfen oder aber losgerissen zu werden und als Pfropfen andernorts zu Gefäßverschlüssen zu führen. Dies bezeichnet man als Embolie. Je nach Größe gibt es auch den Begriff der Mikro-Embolien, wenn losgelöste Blutgerinnsel kleinere Gefäße verstopfen. Die Reparatur der daraus resultierenden Schädigungen kann eine ganze Weile dauern. Das heißt: Auch nach Verschwinden des Spike-Proteins können Restschädigungen bestehen bleiben, und die Wiederherstellung des Zustandes kann Wochen oder Monate dauern, ja manchmal kann das Geschehen auch in eine Defektheilung münden, sodass sich die dadurch entstandenen Symptome gar nicht mehr vollständig zurückbilden – denken Sie beispielsweise an ständig geschwollene Knöchel nach Thrombose in den Beinvenen. Dies wäre aus meiner Sicht mit dem Begriff des Post-Vac-Syndroms gleichzusetzen.

Zur Diagnosestellung eines Long-Vac-Syndroms wäre es definitionsgemäß eigentlich ideal, freies Spike-Protein als ursächliches Element eines Krankheitszustandes nachzuweisen. Dies ist jedoch nur in seltenen Fällen möglich, andere (indirekte) Labormethoden sind wiederum nicht wirklich exakt, somit wird man wohl (zumindest derzeit noch) gewisse Unschärfen in Kauf nehmen müssen. So sind Auswirkungen des Spike-Proteins auf Reparaturmechanismen im Zellkern, die (wie bereits ausgeführt) auch zur Entstehung von schnell wachsenden Tumoren führen können, nicht zwangsläufig auf ein Fortbestehen der Spike-Protein-*Produktion* zurückzuführen und können damit aus meiner Sicht in vielen Fällen auch dem Krankheitskreis Post-Vac zugeordnet werden. Ähnliches – und das erscheint mir an dieser Stelle besonders wichtig – gilt auch für Autoimmunerkrankungen: Wie bereits ausgeführt, ergibt sich ja aus dem Prozess des Spikens immunologisch die Produktion von Abwehrstoffen gegen das Spike-Protein, wobei man, wenn man die Wirkungen und möglichen Nebenwirkungen einander gegenüberstellen möchte, die Produktion von infektionsverhütenden Antikörpern wohl eher als ein Nebenprodukt des Gesamtprozesses klassifizieren muss.

Lassen Sie mich ein, wie ich hoffe, treffendes Vergleichsmodell schildern: Zweifellos ließe sich so manche Blutung an der Hautoberfläche durch die Anwendung von Hitze stoppen. Ich könnte also durch Applikation hoher Temperaturen, zum Beispiel indem ich eine blutende Stelle ins Feuer halte, diese Blutung durch eine Verbrennung dritten Grades stoppen. Lachen Sie bitte nicht! Eine vergleichbare Methode wird in der Medizin angewandt. Es ist ein durchaus üblicher Prozess, bei Operationen durch die punktuelle Anwendung elektrisch erzeugter Hitze (Elektrokauter) blutende Gefäße zu veröden, also Blutungen im Operationsgebiet durch Hitzeanwendung zu stoppen. Wenn wir nun aber auf mein ursprünglich erwähntes Beispiel zurückkommen, so kann man zwar behaupten, durch Flammen Blutungen zum Stoppen zu bringen, quantitativ wird aber – was wohl jeder einsieht – der Schaden dieser Maßnahme den möglichen Nutzen bei Weitem überwiegen.

So, und zwar genau so, war auch die Relativierung des Nutzens der Spike-Stoffe zu verstehen. Damit dürfen wir letztlich auch die Auffassung vertreten, dass die durch die Spike-Stoffe letztlich produzierten Antikörper – die bekanntermaßen ja nur relativ kurzfristig (wenn überhaupt) und auch nur dürftig vor der Infektionskrankheit COVID-19 schützen – mehr schaden als nützen. Dasselbe gilt sinngemäß auch für jene Zellen, die ebenfalls im Rahmen der Immunisierung gebildet werden, also die Vertreter der zellulären Immunität. Ein durchaus relevanter Negativeffekt besteht also in der Sensibilisierung, also der nach Verschwinden des Spike-Proteins fortbestehenden Bereitschaft, spike-ähnliche Strukturen zu erkennen und in der Folge vernichten zu wollen. Dies muss man konsequenterweise als potenziell äußerst problematischen (weil autoimmunologische Prozesse auslösenden) Mechanismus deklarieren.

Möchte man nun Long-Vac oder Post-Vac diagnostizieren, geht es in erster Linie um eine unzweifelhafte, also sachlich begründbare Darstellung eines Zusammenhangs zwischen einem Krankheitsbild und dem im Rahmen des Immunisierungsversuches applizierten Produktes. Wie bereits erwähnt, können selbstverständlich sowohl Oberflächenmoleküle der Nanopartikel (kationische Lipide) als auch andere genetisch kodierte Informationen (insbesondere jene auf der linearen DNA gespeicherten Informationen) einen gesundheitsschädlichen Effekt haben, die folgenden Ausführungen gelten aber schwerpunktmäßig dem produzierten Spike-Protein (beziehungsweise den daran gekoppelten Verteidigungsmechanismen). Um Long-Vac nachweisen zu können, also um weiterhin auch freies Spike-Protein im Blut (oder im Gewebe) nachzuweisen, bräuchte man Testsysteme, die noch Mengen im Femtogrammbereich zuverlässig detektieren können. In welcher Dimension befinden wir uns hier? Ich darf davon ausgehen, dass allen Lesern die Maßeinheit Gramm bekannt ist und den meisten (zumindest von Medikamenten her) auch der Begriff Milligramm. Dies stellt bekanntlich ja den tausendsten Teil eines Gramms dar. Geht man in der Verdünnung weiter nach unten, so ist ein Tausendstel des Milligramms ein Mikrogramm. Es folgt (wieder um den Faktor Tausend niedriger) ein Nanogramm, ein Tausendstel davon ist ein Pikogramm und davon ein Tausendstel ist ein Femtogramm.

Ein Femtogramm entspricht also 0,000000000000001 Gramm – nach dem Komma stehen drei Nullen für Milligramm, drei für Mikro-, drei für Nano-, drei für Piko- und die letzten drei Stellen (zwei Nullen und dann eine Eins) für Femtogramm. Hier handelt es sich also um eine unbeschreiblich kleine Menge, und ich denke, es ist wohl auch für jeden nachvollziehbar, dass Messungen in diesem Bereich mit einer entsprechend geforderten Exaktheit nur sehr, sehr schwer realisierbar sind. Definitionsgemäß braucht man aber für die Diagnosestellung von Long-Vac den weiterbestehenden Nachweis von Spike-Protein im Körper oder aber – was üblicherweise leichter darstellbar ist – eine über die Zeit deutliche Zunahme von spezifischen Abwehrstoffen gegen das Spike-Protein (da dieser Anstieg seitens des Körpers nur bewerkstelligt wird, wenn es einen fortbestehenden Anlass zur Produktion dieser Abwehrstoffe gibt).

Für den Nachweis einer Schädigung durch Spike-Stoffe ist die Unterscheidung von Long-Vac- und Post-Vac jedoch nicht von elementarer Wichtigkeit. So lässt sich ein eindeutiger zeitlicher Zusammenhang zwischen dem Spike-Prozess und dem Auftreten von Symptomen dadurch darstellen, indem durch die Untersuchung von (geschädigtem) Gewebe in Zellen gebundenes Spike-Protein nachgewiesen wird. Die hierfür mittlerweile etablierte Methode ist die Immunhistochemie[(104)], mit der durch spezifische Anfärbung Spike-Protein im Gewebe beziehungsweise innerhalb von Zellen mikroskopisch sichtbar gemacht werden kann. Um diese Zustände eindeutig von Folgen einer COVID-19-Infektion abgrenzen zu können, muss der Nachweisversuch von Nukleokapsid (im Falle von Long-Vac auch durch den Direktnachweis quantitativ in Blut oder Gewebe) durch eine ebenso spezifische immunhistochemische Methode im Gewebe (innerhalb von Zellen) negativ ausfallen. Dann – und nur dann – wäre der Beweis für Long-Vac an gleicher Stelle beziehungsweise Post-Vac auch mit ausreichender Sicherheit und Exaktheit geführt: alleiniger Nachweis von Spike-Protein = Folge der Injektion; Nachweis von Spike- und Nukleokapsid-Protein = Folge der Infektion.

„In unserem INUSpherese®-Zentrum ist die Zahl der behandelten Patienten seit 2022 noch einmal deutlich angestiegen.
Dabei waren 30% der neuen Behandlungsfälle Patienten mit Impfschäden."

Dr. Ronald Bucher, Baden-Baden, September 2023

Kapitel 8
Möglichkeiten der Therapie

Wie schon im vorigen Kapitel beschrieben, gilt es grundsätzlich vom Aktivitätsgrad her zwischen jenen klinischen Beschwerden zu unterscheiden, die länger als erwartet auf die Aktivität des Virus oder des Spike-Stoffs zurückzuführen sind, gegenüber jenen, die sich als langfristige, eventuell sogar nicht behebbare, also andauernde Schädigung nach durchgemachter Auseinandersetzung mit dem Virus oder dem Spike-Stoff darstellen. Da die problematische Struktur bei Virus und Spike-Stoff ident ist, sind auch die davon ableitbaren Schädigungen und zwangsläufig die daraus resultierenden therapeutischen Ansätze sehr ähnlich. Insgesamt kann man also davon ausgehen, dass die Therapie bei fortlaufender Produktion und Schädigung auch gegen das Spike-Protein wirksam sein muss, während die Therapie nach Abschluss der spike-bedingten schädigenden Einwirkung auf die möglichst umfassende Behebung des oftmals ja lang nachwirkenden Schadens ausgerichtet sein sollte.

Klarerweise kommt zur Definition der Behandlung (also bei Medikamenten auch der Festlegung von Kombinationspartnern, der Konzentration der Einzelsubstanzen und der Dauer der Verabreichung) der Bestimmung des Aktivitätszustandes ein besonderer Stellenwert zu. Erstes Ziel muss es natürlich sein, jeden weiteren Nachschub an Spike-Protein so gut wie möglich zu unterbinden. Dies stellt einen bei den beiden diesbezüglichen Möglichkeiten, also sowohl bei Long-COVID als auch bei Long-Vac, vor große Herausforderungen. Diesbezügliche Probleme sind unter anderem auch in einer bedauerlicherweise in vielen Ländern geübten Praxis zu orten: So galten manche nachweislich virostatisch wirkende Substanzen (wie zum Beispiel Hydroxychloroquin oder Ivermectin) als verpönt, ja der Einsatz wurde zum Teil sogar bei Strafe(!) untersagt. Ein Ignorieren dieser Vorgaben hatte und hat noch heute in manchen Bereichen auch durchaus relevante Folgen für die verschreibenden Kollegen.

Insbesondere Ivermectin wurde und wird auch nach wie vor als *„Entwurmungsmittel für Tiere, speziell Pferde"* verunglimpft, wobei die folgenden Fakten völlig ignoriert werden:

1. Ivermectin hat für die Anwendung am Menschen den Nobelpreis[(105)] erhalten!
2. Ivermectin wurde bisher praktisch ohne Nebenwirkungen zirka vier Milliarden Mal eingesetzt!
3. Ivermectin wurde in seiner Wirkung gegen Viren bereits vor zirka zehn Jahren[(106)] am Beispiel vom Dengue-Virus und HI-Virus bestätigt!
4. Die Wirkung von Ivermectin konnte zwischenzeitlich durch hochwertige Studien[(107)] an zirka 80.000 Versuchspersonen auch wissenschaftlich belegt werden!

Jene Publikationen, die versuchen, diese Wirksamkeit zu widerlegen, sind entweder von schlechter Qualität oder unter einer verzerrten Testsituation (falsche Dosis, ungenügend lange) durchgeführt worden. Wie gut Ivermectin beispielsweise in der Frühphase der SARS-CoV-2-Infektion wirkt („early treatment"), konnte unter anderem in einigen lateinamerikanischen Ländern belegt werden, wo eine frühzeitig eingeleitete Kombinationstherapie unter Einbindung des Ivermectins die Zahl der COVID-19-bedingten stationären Aufnahmen um bis zu 90% reduzieren konnte.

Im Sommer 2023 bestätigte nun auch die FDA die spezifische Wirksamkeit von Ivermectin[108] bzw. stellte auf Basis erdrückender Beweise den Ärzten die diesbezügliche Behandlungsmöglichkeit frei. Ja plötzlich behauptet sie sogar, die Behandlung nie verboten, sondern nur davon abgeraten zu haben – dies wohl mit dem Kalkül, damit den Kopf aus der Schlinge ziehen zu können.

Neben den genannten Produkten finden aber beispielsweise auch Quercetin oder Nattokinase Eingang in die unterschiedlichen Therapieschemata. Aufgrund der stetigen Verbesserung und Nachjustierung erprobter Therapien verzichte ich hier auf eine Auflistung – vielmehr erscheint mir der Verweis auf seriöse Internetquellen zielführender.

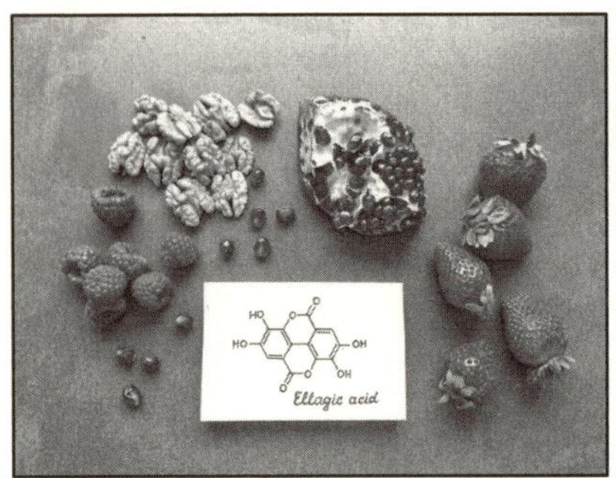

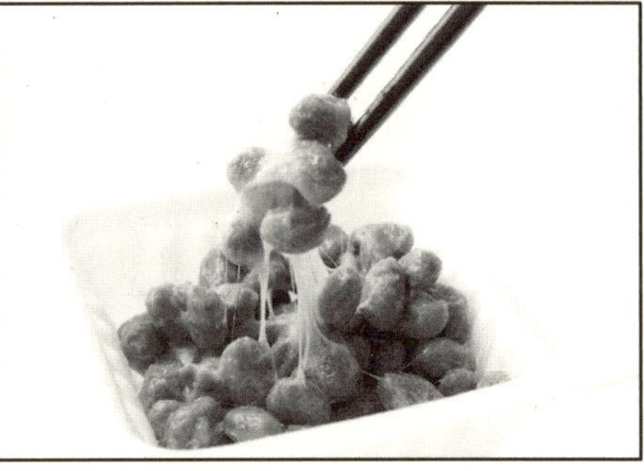

Abb. 16: Quercetin ist ein gelber Naturfarbstoff aus der Gruppe der Polyphenole und Flavonoide und ist ein hervorragendes Antioxidans, das in vielen Lebensmitteln vorkommt.

Abb. 17: Die Nattokinase ist ein Protein, das als Enzym erstmals aus dem japanischen Gericht Natto (fermentierten Sojabohnen) isoliert werden konnte. Verschiedene Therapeuten meinen, dass es die toxische Wirkung des Spikens neutralisiert.

Wie auch bei Post-COVID steht beim Post-Vac-Syndrom die Behandlung verbliebener Schäden (ohne weitere Einwirkung von Spike-Protein) im Vordergrund. Hier besteht das Grundproblem in folgenden Aspekten: Da die meisten Personen, die Corona (eventuell auch mehrfach) durchgemacht haben, auch ge-spike-t sind, besteht ein aus meiner Sicht inkorrekter und letztlich auch zynisch anmutender Trend dahingehend, spike-bedingte Schäden, selbst bei einem klaren zeitlichen Zusammenhang mit der Injektion, der Erkrankungsgruppe Long- oder Post-COVID zuzurechnen. Dies fällt auch umso leichter (und ist dann auch scheinbar plausibel) als Ge-spike-te aufgrund ihrer erhöhten Infektanfälligkeit erwiesenermaßen auch – wie auch von den CDC zugegeben - häufiger an COVID-19 erkranken, was mit einem positiven PCR-Test „belegt" wird und somit im Anlassfall den Weg zur Diagnose für Folgeerscheinungen der Erkrankung ebnet und damit auch eine weitere Facette zur Dramatisierung dieser Infektion bedient. Dabei ist die Differenzierung des Pathogenitätsmechanismus oftmals erst bei der Leichenöffnung möglich.

Als besonders perfiden Versuch der Datenmanipulation muss man es dann wohl sehen, wenn Dr. Mertens als Chef der Ständigen Impfkommission (STIKO) dringlich davon abrät, bei Symptomen den Verdacht auf Long-/Post-Vac zu äußern, da in diesem Fall (im Gegensatz zu Long-/Post-COVID) die Gefahr bestünde, dass man als Betroffener den Versicherungsschutz verlieren könnte.

Grundsätzlich besteht allerdings beispielsweise die Möglichkeit, bei Krankheitszeichen an der Haut, am subkutanen Gewebe (Unterhautfettgewebe) beziehungsweise der Muskulatur durch die Entnahme einer Gewebsprobe (Biopsie) bei vergleichsweise geringer Gesamtbelastung des Körpers eine immunhistochemische Untersuchung des Gewebes durchzuführen. Hierbei wird grob schematisch eine spezifische Anfärbung von Gewebeschnitten durchgeführt, wobei der Farbstoff an spezifische Antikörper gekoppelt ist, die ihrerseits spezifisch an bestimmte Eiweiße (wie in diesem Fall an Spike- und/oder Nukleokapsid-Eiweiß) binden. Bei der anschließenden mikroskopischen Begutachtung durch einen erfahrenen und mit der Methode vertrauten Pathologen kann dann eine zuverlässige Diagnose gestellt werden.

Vergegenwärtigt man sich den zugrundeliegenden krankmachenden Mechanismus (Pathomechanismus), so lässt sich der folgende Gedankengang hoffentlich einigermaßen gut nachvollziehen: Einer der bedeutendsten krankmachenden Mechanismen besteht in der Schädigung der Gefäßwände durch Spike-Protein, unabhängig davon, ob dies nun durch Spike-Stoffe oder intakte Viren im Rahmen einer Infektion bedingt ist. Die Verletzung kann auch außerhalb der Gefäße im Gewebe stattfinden, sie führt aber in jedem Fall zu einer Entzündung. Entzündungen führen wiederum zwangsläufig zu einer Schädigung des umliegenden Gewebes. Hierbei gehen praktisch immer Zellen des Funktionsgewebes zugrunde, welche nach Beendigung des Entzündungsprozesses durch unspezifisches Bindegewebe („Narbe") ersetzt werden.

Mit anderen Worten: Da es sich schwerpunktmäßig um Gefäßprozesse handelt und praktisch alle Gewebe des Körpers durchblutet, also mit Gefäßen versorgt sind und umgebendes entzündetes Funktionsgewebe im Rahmen der Abheilung durch

Bindegewebe ersetzt wird, resultiert in der Folge eigentlich immer eine sogenannte Defektheilung. Dies bedeutet, dass der Verlust von Funktionsgewebe nicht im vollen Umfang durch die Ausheilung kompensiert werden kann. Inwiefern dieser Defekt letztlich zu klinischen Beschwerden führt, die dann auch auf Dauer bestehen können, hängt sehr vom Zeitpunkt der Schädigung, der Lokalisation, der Größenausdehnung und der Dauer des Geschehens ab.

Ich habe dies an dieser Stelle erwähnt, weil sich daraus etwaige Beschränkungen der therapeutischen Erfolge ableiten lassen. Bei geschädigtem Funktionsgewebe kann somit selbst eine ideale Therapie in vielen Fällen einige der entstandenen klinischen Beschwerden nicht mehr rückgängig machen. Nehmen wir als Beispiel eine Gefäßschädigung der großen Beinvenen, die zu der Bildung eines Gerinnsels geführt hat. Löst sich dieses Gerinnsel ab und bleibt anschließend dem Kreislauf folgend in einem Lungengefäß stecken (sogenannte Lungenembolie), so wird dies – so der Patient das überhaupt überlebt – zu einer erheblichen Schädigung des versorgten Lungengewebes führen. Eine später einsetzende Therapie (ich spreche jetzt nicht von einer sofortigen Auflösung des abgegangenen Gerinnsels) wird somit nicht mehr in der Lage sein, die Lungenfunktion im vollen Umfang wiederherzustellen.

Ähnliches gilt beispielsweise für die Schädigung des Herzmuskels, sei es nun durch eine direkte Entzündung der Herzmuskelzellen (Herzmuskelentzündung, Myokarditis) oder durch die Schädigung eines versorgenden Gefäßes mit anschließendem Herzinfarkt, das heißt dem Absterben von Herzmuskelzellen infolge eines Gefäßverschlusses (= Mangeldurchblutung). Auch wissen wir, dass Hirngewebe nicht regenerierbar ist. Ein Infarkt des Gehirns, welcher entweder durch die Verstopfung eines Gefäßes (ischämischer Infarkt) oder durch die Einblutung infolge einer Gefäßschädigung wie einem Riss der Gefäßwand (hämorrhagischer Insult) bedingt ist, führt zwangsläufig zu Defektheilungen. Die in der Folge auftretende Funktionseinschränkung hängt von der Lokalisation des Prozesses ab. Es kann zu Lähmungen einer oder mehrerer Extremitäten oder im Gesichtsbereich kommen, es können aber auch beispielsweise das Sprachzentrum, der Gleichgewichtssinn, das Sehvermögen oder das Gehör davon betroffen sein.

Auch in all diesen Situationen macht eine Therapie durchaus Sinn, allerdings ist hier nur eine relative Besserung, aber keine völlige Wiederherstellung der Gesundheit (restitutio ad integrum; völlige Ausheilung) zu erwarten.

Bei der Therapie kann man in der Medizin grundsätzlich zwischen einer **kausalen Therapie** und einer **symptomatischen Therapie** unterscheiden. Eine *kausale Therapie* besteht in einer Bekämpfung des auslösenden krankmachenden Mechanismus, indem man versucht, die Ursache der Schädigung zu neutralisieren. In unserer Situation hieße dies im engeren Sinne die Behandlung von Long-COVID beziehungsweise Long-Vac. An dieser Stelle gilt es festzuhalten, dass diese Therapie im Zusammenhang mit „Corona“ praktisch nie eine Monotherapie (die Anwendung eines einzigen Medikamentes) bedeutet, sondern dass grundsätzlich immer Kombinationstherapien zur Anwendung kommen sollten.

Das heißt: DAS EINE WUNDERMITTEL gibt es nicht. Auch ist hier festzuhalten, dass klarerweise eine kausale Therapie immer durch eine symptomatische Therapie gestützt werden sollte. In welchem Umfang und in welcher Breite dies erforderlich ist, hängt vom Ausmaß der Schädigung und vom Schweregrad des Krankheitsbildes ab.

Die *symptomatische Therapie* richtet sich – wie der Name schon sagt – auf die Bekämpfung von Symptomen, ohne dass die Ursache mitberücksichtigt wird (oder werden kann). So werden beispielsweise bei Vorliegen entsprechender Symptome Schmerzmittel oder fiebersenkende Mittel gegeben, dies oftmals auch in dem Wissen, dass der Heilungsprozess letztlich vom Körper selbst bewerkstelligt werden muss.

Genaugenommen – und bitte gestatten Sie mir zur Erläuterung hier auch ein historisches Beispiel – waren wegen der Unwissenheit hinsichtlich der Anatomie physiologischer (gesundheitsassoziierter) wie auch pathologischer (krankheitsassoziierter) Vorgänge im Körper und mangels entsprechenden Gesamtwissens alle medikamentösen Maßnahmen, die sehr häufig auf pflanzlichen oder tierischen Produkten beruhten, sehr lange empirisch – und damit symptomatisch.

Was meine ich damit? Über lange Zeit waren Obduktionen (Leichenöffnungen) verboten, und somit war das Wissen um die Anatomie und etwaige krankheitsassoziierte Veränderungen innerer Organe nur wenigen Leuten vorbehalten, die Leichenöffnungen (wegen durchaus massiver Strafen) oftmals im Verborgenen und unter maximaler Geheimhaltung durchgeführt haben. Daher musste man sich bei der Diagnosestellung meist auf Erscheinungen der Haut, die Inspektion von Augen, Nase und Mundhöhle beziehungsweise die Bewertung der Ausscheidungen (wie Sputum, Harn und Stuhl) beschränken. Gleichzeitig wurden naturgemäß klassische Symptome, wie zum Beispiel Schmerzen oder Fieber, in die Gesamtdiagnostik miteinbezogen. Aufgrund der Erfahrung wurden „Naturprodukte" ausprobiert und in der Folge bei erwiesener Wirksamkeit bei bestimmten Symptomen eingesetzt. So zeigten sich Extrakte der *Weide* (Salix) als schmerzlindernd (-> Acetylsalicylsäure / ASS; zum Beispiel in Aspro® oder Aspirin®) – Anwendungen beziehungsweise Aufbereitungen der Rinde des *Chinabaums* (Chinin) oder bestimmte Zubereitungen des *Einjährigen Beifußes* (Artemisia annua) erwiesen sich (auch in den Tropen) als fiebersenkend.

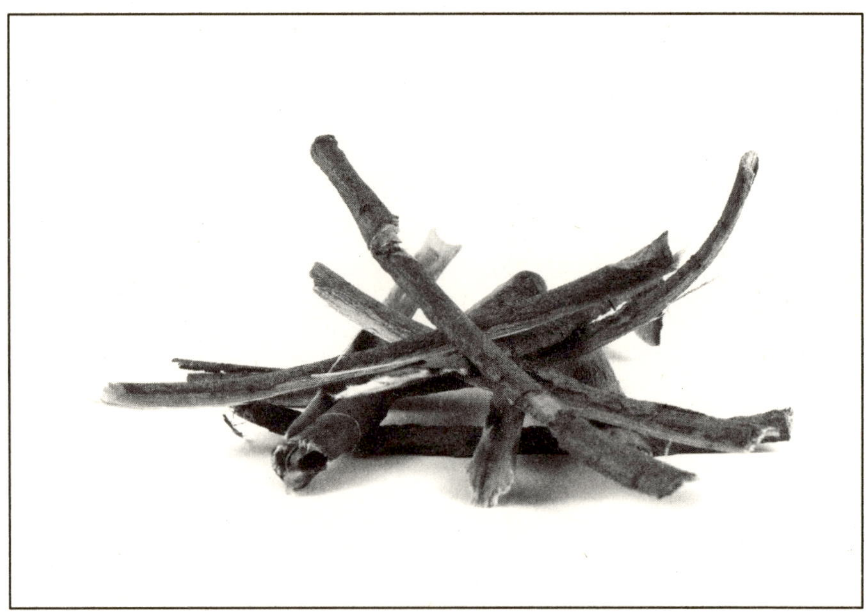

Abb. 18: Die Weidenrinde wird bereits seit der Antike von Heilkundigen gegen Fieber und Schmerzen eingesetzt. Sie enthält unter anderem die Vorläufersubstanz des Arzneimittels Acetylsalicylsäure.

Die beiden letztgenannten Präparate sind bekanntermaßen wirksame Therapeutika gegen Malaria. Leitsymptom der Malaria ist bekanntlich Fieber. Fieber war damals sehr häufig in jenen Gegenden zu beobachten, wo es aufgrund von sumpfigen Gebieten zu Expositionen mit Malaria auslösenden Parasiten kam. Dies war aber als kausaler Zusammenhang nicht bekannt. Vielmehr nahm man an, dass es im Bereich der Sümpfe zu Ausdunstungen schlechter Luft (*mal aria*) kam, was als Ursache der Krankheit vermutet wurde, weswegen diese damals auch als „Sumpffieber" bezeichnet wurde. Diese damals empirisch eingesetzte symptomatische Therapie – also die ohne Wissen um den parasitären Ursprung erwiesene Wirksamkeit auch gegen diese Form von Fieber – erwies sich in späteren Jahren als *kausale* Therapie: So konnte nämlich nachgewiesen werden, dass das aus der *Chinarinde* gewonnene Chinin beziehungsweise die aus *Artemisia annua* extrahierten Substanzen (Artemether, Arteether, Artesunate; zusammengefasst die Artemisinine) kausal, also ursächlich, gegen die Vermehrung der Malaria auslösenden Parasiten (sogenannte Plasmodien) wirksam sind. Dies erscheint mir an dieser Stelle deswegen erwähnenswert, weil wir auch heute noch oftmals die exakten Wirkmechanismen von bestimmten Substanzen nicht kennen. So konnte beispielsweise die gegen SARS-CoV2 gerichtete Wirkung von Hydroxychloroquin durch konsequente Anwendung (anhand etablierter Protokolle; beispielsweise durch Professor Didier Raoult in Marseille) oder auch die entsprechende Wirkung von Ivermectin (in mittlerweile mehr als 80.000 erfassten Versuchspersonen in prospektiven Studien) belegt werden, ohne dass der exakte Wirkmechanismus bisher vollumfänglich aufgeklärt wurde. Ähnliches gilt auch für Nattokinase oder

Quercetin. Es gibt allerdings Hinweise darauf, dass Ivermectin möglicherweise die Bindung von SARS-CoV-2 an die Bindungsstelle der Zellen (die sogenannten ACE2-Rezeptoren) behindert oder zumindest erschwert und Hydroxychloroquin eventuell in den intrazellulären Vermehrungsmechanismus der SARS-CoV-2 hemmend eingreift.

Angesichts der häufigen, weit verbreiteten, viele Menschen betreffenden, aus vielerlei Gründen tragischen Beschwerden ist der folgende Satz vielleicht der wichtigste des ganzen Buches: **Es besteht bereits jetzt die Möglichkeit der Behandlung der Coronainfektion und auch etwaiger Folgezustände der Infektion wie auch der Injektionen (des Spikens).** Hierbei sollte als motivierender Zusatz auch erwähnt werden, dass, bedingt durch den enormen Leidensdruck vieler Personen und eines damit verbundenen, sehr breiten Betätigungsfeldes engagierter Ärzte, Behandlungsprotokolle einer permanenten Überarbeitung und Optimierung unterworfen sind, therapeutische Möglichkeiten also auch laufend verbessert werden. Dies ist auch der Grund, warum die im Folgenden erwähnten Parameter der kausalen wie auch symptomatischen Behandlung reine Beispiele sind, ohne hierbei einen Anspruch auf Vollständigkeit erheben zu wollen.

Es ist mir wichtig, an dieser Stelle auch zu vermerken, dass es unabdingbar erscheint, Therapien prinzipiell unter ärztlicher Kontrolle durchzuführen und hierbei auch stets dahingehend orientiert zu sein, dass es sich bei Therapien immer um die Kombination mehrerer Wirksubstanzen handelt. Welche Kombination im Einzelfall den optimalen Ansatz darstellt, hängt unter anderem von der Grundkonstitution, dem bestehenden Leidensbild und auch von der Dauer bereits bestehender Beschwerden, eventuellen Organmanifestationen (welche sich meist durch entsprechende Laboruntersuchungen dingfest machen lassen) und auch von der Verfügbarkeit einzelner therapeutischer Komponenten ab. Gerade bei der Labordiagnostik sollte einem rationalen Untersuchungsspektrum gegenüber einem maximalen der Vorzug gegeben werden, das heißt, es sollten also in erster Linie jene Parameter bestimmt werden, die letztlich Einfluss auf therapeutische Entscheidungen haben.

Hierbei erscheint es mir ebenso wichtig zu erwähnen, dass durchaus auch durch persönliches Verhalten beziehungsweise eine spezifische Ernährung positive Effekte zu erwarten sind. Dabei handelt es sich jetzt nicht um „Hokuspokus", Scharlatanerie oder Suggestion, sondern auch diese „Therapien" sind mittlerweile durch wissenschaftliche Erkenntnisse belegbar. So wird beispielsweise das **Intervallfasten** (zum Beispiel 16/8) als eine wesentliche Komponente der Therapie[(109)] bei Beschwerden nach Infektion oder Injektion dargestellt. Der zugrundeliegende Wirkmechanismus ist grob geschildert jener, dass in den durch das Intervallfasten bedingten Hungerphasen geschädigte Zellen bildlich gesprochen in den Selbstmord getrieben werden, um das reduzierte Nahrungsangebot gesunden Zellen uneingeschränkt verfügbar zu machen. Das heißt, dass es durch das Intervallfasten auf zellulärer Ebene bildlich gesprochen zu einem Selbstreinigungseffekt kommen kann.

Eine weitere im Bereich der Krebstherapie (Onkologie) erwiesene Verbesserung der Allgemeinsituation lässt sich durch die sogenannte **ketogene Diät**[110] erwirken. Hierzu hat beispielsweise die von mir äußerst geschätzte Kollegin Prof. Dr. Ulrike Kämmerer, die an einer gynäkologischen Abteilung mit dem Schwerpunkt der Krebsbehandlung tätig ist (und hoffentlich auch dort bleiben darf), mehrere wissenschaftlich fundierte Abhandlungen verfasst. Bösartige Tumore verursachen letztlich auf zellulärer Ebene eine Reaktionskaskade, die grundsätzlich ebenfalls mit einem in den Zellen ablaufenden Entzündungsprozess gleichzusetzen ist. Es konnte gezeigt werden, dass eine ketogene Diät, was im Prinzip den Verzicht auf Kohlenhydrate und die hauptsächliche Abdeckung des Energiebedarfs durch Fettsubstanzen bedeutet, so auf diese Zellen einwirkt, dass Entzündungsreaktionen reduziert und im Idealfall völlig gestoppt werden können. Wie bereits geschildert, resultieren die meisten Symptome nach Injektion beziehungsweise Infektion aus (eventuell lang dauernden) Entzündungsreaktionen, was die Wirksamkeit dieser Ernährungsumstellung auch plausibel erscheinen lässt. Die Effektivität der Umstellung des Stoffwechsels auf eine ketogene Stoffwechsellage lässt sich im Bedarfsfall auch mittels Harnstreifentests nachweisen. Und auch hier gilt: bitte unter ärztlicher Aufsicht!

Von zahlreichen **Nahrungsergänzungsmitteln** ist ebenfalls eine positive Wirkung auf den Verlauf chronischer Krankheitszustände im Zusammenhang mit COVID-19 zu erwarten. Hier sind vor allem hochdosierte Vitamin-C-Gaben zu erwähnen. Diese lassen sich üblicherweise nicht durch die orale Aufnahme von Vitamin C bewerkstelligen, daher sind hier Vitamin-C-Infusionen erforderlich. Bei der Dosierung gehen die Angaben auseinander. Für Normgewichtige werden hier in bestimmten therapeutischen

Zentren durchaus 30 Gramm oder mehr empfohlen. Wie gesagt, sollte dies stets unter ärztlichem Monitoring erfolgen: Obwohl Vitamin C per se unproblematisch ist und es keine Vitamin-C-Vergiftung gibt, da überschüssiges Vitamin C über den Harn ausgeschieden wird, wäre zum Beispiel die dadurch geförderte Entstehung von Nierensteinen eine denkbare Komplikation. Auch andere Vitamine, hier vor allem ausreichendes Vitamin D, haben einen guten Effekt bei diesen Krankheitsbildern. Dazu kommen beispielsweise noch Zink und Selen. An Medikamenten können Entzündungshemmer, Gerinnungshemmer, Quercetin, aber eben beispielsweise auch Ivermectin, Hydroxychloroquin und Nattokinase(111) ergänzend eingesetzt werden.

Eine weitere spezifische und bei Long-Covid wie auch Long-Vac gut argumentierbare, weil grundsätzlich auch plausible Therapie ist die **Apherese**(112), bei der spezifische Substanzen aus dem Blut entfernt werden können. In diesem Fall werden die wie geschildert entzündungsfördernden Abwehrstoffe gegen SARS-CoV-2 aus dem Blut gefiltert und ein eventuell bestehender Teufelskreis der Autoimmunreaktion damit zumindest vorübergehend unterbunden. Diese Methode ist auch unter dem Begriff „Blutwäsche“ oder „Blutreinigung“ bekannt, wobei hier zumeist die H.E.L.P.-Apherese (Heparin induzierte extracorporale Lipoprotein/Fibrinogen Präzipitation, also eine außerhalb des Körpers durch den Zusatz von Heparin geförderte Fällung von Fett-Eiweiß-Gemischen) zur Anwendung kommt. Diese vergleichsweise sehr teure Methode wird unterschiedlich bewertet. Eventuell sind die zum Teil verwaschenen Ergebnisse auch dem Umstand geschuldet, dass bei der Indikationsstellung nicht streng zwischen den einzelnen Gruppen unterschieden wird. Studien sind in Arbeit, wie mir auch kurz vor Drucklegung dieses Buches Dr. Ronald Bucher, der Betreiber eines INUSpherese®-Zentrums in Baden-Baden, in einem Interview (17.8.2023) bestätigen konnte. Den Link und QR-Code zum kompletten Interview finden Sie unter Quelle [(122)] auf Seite 229.

Wie eingangs erwähnt, werden durch die Erfahrungen, die an entsprechenden Behandlungszentren gemacht werden, bestehende Protokolle ständig überarbeitet, feinjustiert und adaptiert. Aus diesem Grund möchte ich an dieser Stelle exemplarisch auf das Protokoll der amerikanischen Organisation *Frontline COVID-19 Critical Care Alliance* (FLCCC Alliance)[(113)] hinweisen. Die auf deren Internetseite dargestellten Protokolle fußen auf der Erfahrung der Behandlung unzähliger Patienten und sind auch je nach Beschwerdebild in unterschiedliche Kategorien (darunter beispielsweise die Behandlung des Post-Vac-Syndroms) eingeteilt.

Mit diesen Ausführungen verbinde ich meinen aufrichtigen Wunsch, damit jenen bedauernswerten Menschen Hoffnung und Zuversicht zu geben, die – was keinen großen Unterschied macht – entweder durch ein von kriminellen Elementen entwickeltes, aus einem Labor stammendes Virus oder durch experimentelle Substanzen, die in unverantwortlicher Art und Weise in einem gigantischen Menschenversuch zur Anwendung kamen, geschädigt worden sind. Ich möchte an dieser Stelle auch mit besonderem Nachdruck vermerken, dass, wohin ich auch blicke und mit wem ich auch spreche, es unbestritten ist, dass durch Corona geschädigte Menschen (sei es nun durch die Injektion oder durch die Infektion) unser Mitgefühl verdienen und – und hier spreche ich zumindest für jene Kollegen, die sich noch zurecht als Ärzte bezeichnen dürfen – sich auch auf unsere auf Empathie begründete Hilfsbereitschaft verlassen dürfen.

Niemals darf hier eine Schuldzuweisung an die Opfer erfolgen, die sich – aus welchem Grund auch immer – für die Injektion entschieden haben. Inwiefern sich manche von ihnen dadurch schuldig gemacht haben, indem sie diese ihre persönliche Entscheidung dann auch als Druckmittel auf andere verwendet haben, steht auf einem anderen Blatt und ist nicht Thema dieses Buches. Vielmehr gilt es, jenen Leuten, die ursächlich an dieser Katastrophe beteiligt waren, das Handwerk zu legen, um eine Wiederholung einer derartigen Situation ein für alle Mal zu verhindern. Immerhin beginnt nun mit Herbst 2023 (kurz vor Erscheinen dieses Buches) ja erneut eine „Panikmache" vor neuen Mutationen des Virus wie BA.2.86 oder EG.5 („Eris") – Unterarten der ohnehin schon verhältnismäßig harmlosen Omikron-Variante.

Die Dringlichkeit dieser Forderung lässt sich an den zum Zeitpunkt der Entstehung dieses Buches brandaktuellen Initiativen der UNO und der WHO festmachen, die in Kooperation mit zahlreichen internationalen Vereinigungen – darunter auch die EU und international agierende Gesundheitsbehörden wie die FDA oder auch die EMA – versuchen, gesundheitsfaschistische Elemente in einer Art und Weise zu etablieren, dass die uns durch Grundrechte zustehenden Entscheidungsmöglichkeiten (Freiheit, Menschenwürde, Menschenrechte, körperliche Unversehrtheit) zunehmend eingeschränkt, ja im Extremfall sogar gestrichen werden können.

Dieses nun weiter auszuführen, würde den Rahmen des Buches sprengen und würde auch in den Bereich der Themenverfehlung kommen. Da wir aber bei dem Schwerpunktthema des „Impfens" sind, erlaube ich mir trotz alledem an dieser Stelle noch einen letzten Hinweis: In Deutschland wurde ein weiterer Erreger, nämlich das RSV (Respiratory Syncytial Virus) unter die Meldepflicht[(114)] gestellt. Hierbei handelt es sich um einen Erreger, der zwar bei Kleinkindern sehr schwere Erkrankungsbilder verursachen kann, ansonsten aber üblicherweise ein mit milden Verläufen einhergehendes „Schnupfenvirus" darstellt – und aus diesem Grund auch bisher vom RKI[(115)] als „unproblematisch und nicht meldepflichtig" gelistet war[(120)]. Auch hier wird wieder die Grundlage für ein Modell des Pseudoaltruismus (*„Sie als Eltern wollen doch nicht ihr kleines Kind in Lebensgefahr bringen!"*) geschaffen – eine im Rahmen der Corona-Episode offensichtlich überzeugende und bewährte Strategie.

Es ist schon ein unglaublicher „Zufall", dass die Firma *GSK* just wenige Monate vorher eine Notfallzulassung für einen (noch experimentellen) Impfstoff gegen RSV (Arexvy®) für Personen über 60 Jahre erwirken konnte. Wofür eine Notfallzulassung für einen experimentellen Impfstoff für diese Personengruppe zu diesem Zeitpunkt? An dieser Stelle kommen einem wohl zwangsläufig einige launige Bemerkungen in den Sinn, wie zum Beispiel: *„Nachtigall, ich hör Dir trapsen…"*, *„…und täglich grüßt das Murmeltier…"*, *„also es gibt Zufälle: unglaublich!"* – und der Systemjournalismus nimmt sich zusätzlich nun auch wieder des Themas „Vogelgrippe" an. Zur Info: Ein Impfstoff gegen Influenza A/H5N1 ist schon seit über zehn Jahren offiziell zugelassen, nur mangelte es bisher an einem entsprechenden Markt.

„Eines Tages hatte ich auch ein interessantes Gespräch mit einer österreichischen Pathologin, die mir erzählte, dass sie am Anfang der Pandemie 2020 schon sehr neugierig darauf war, einen an Corona Verstorbenen zu obduzieren, um festzustellen, was das Virus mit dem menschlichen Körper macht, was ja auch bei Virenerkrankungen die normale Vorgehensweise ist. Sehr überrascht und fast wütend war sie, als ihr Chef ihr mitteilte, dass das Obduzieren nicht erlaubt sei. Das ging sogar so weit, dass die Familie eines ‚an Corona Verstorbenen' darauf bestand, dass dieser obduziert werde, weil sie den Großvater noch am Vortag des Sterbetages besucht hatten und dieser zu diesem Zeitpunkt gesund, also NICHT an Corona erkrankt war. Für sie war es einfach unverständlich, dass im Bericht die Todesursache ‚Corona' stand. Nun, die Order von ganz oben lautete: ‚Obduktion bei Strafe verboten!' Diese arme Familie wird nie erfahren, woran ihr Großvater wirklich starb."

Frau Zoschel, österreichische Physiotherapeutin (2022)

Kapitel 9
Abschließende Einschätzung

So befinden wir uns jetzt also in der zweiten Hälfte des Jahres 2023 und überblicken somit zirka dreieinhalb Jahre des Geschehens. Auch wenn dieses Buch schwerpunktmäßig den Spike-Stoffen gewidmet ist, lässt sich das Thema doch nicht vollständig aus dem Gesamtkontext der Corona-Geschichte herauslösen. Letztlich waren die Spike-Stoffe ja eigentlich nichts anderes als die logische Fortsetzung eines – aus der Meta-Ebene betrachtet – großen Feldversuchs über das Verhalten, die Gruppendynamik, die Ächtung nicht systemkonformer Personen, die Lagerbildung – letztlich die Einführung einer neugeschaffenen globalen Religion. So etwas ist klarerweise nur möglich durch ein konzertiertes Vorgehen mächtiger internationaler Strukturen und unter Zuhilfenahme jener Maßnahmen[(116)], die wir aus dem Bereich der psychologischen Kriegsführung kennen.

Wir sollten uns an dieser Stelle bewusstmachen, dass all dies nur möglich war, indem man (bedauerlicherweise zu Recht) auf die Berechenbarkeit des Menschen und seine Haltung gesetzt hat. Diese für Durchschnittspersonen durchaus typischen Eigenschaften sind eine gewisse Trägheit, Verhaftung mit Tradition, Adhärenz zu gewohnten Abläufen, Gutgläubigkeit, (auch nicht berechtigtes) Vertrauen in staatliche und staatsnahe Institutionen und Behörden sowie narrativ-treue Vertreter meinungsbildender Berufsgruppen und nicht zuletzt natürlich auch Bequemlichkeit beziehungsweise Faulheit – und leider auch Feigheit. Wie sehr diese Charaktereigenschaften auch prägend für die aktuelle Gesellschaft sind, lässt sich unter anderem dadurch ablesen, dass trotz gigantischer Fehlleistungen „aus Tradition“ meist die gleichen politischen Parteien gewählt werden und neuen politischen Strömungen kaum eine Chance gegeben wird. Das heißt: Lieber von vertrauten Gesichtern auch zum wiederholten Mal belogen und betrogen werden, als einmal auf ein neues und anderes Pferd zu setzen.

Dabei sollten gerade wir Bürger sogenannter westlicher Demokratien mittlerweile auch aus eigener Erfahrung gelernt haben, dass wir als Volk niemals ehrlich ins Zentrum des Interesses von Berufspolitikern gerückt wurden – je weiter weg sie vom Bürger sind, umso weniger interessiert er sie (also ein Bürgermeister engagiert sich noch eher für die Bürger als ein Bundesminister). Vielmehr besteht der nachvollziehbare Wunsch der Politiker (die häufig keinen Brotberuf gelernt haben beziehungsweise sich mit diesem zumindest nicht den anfangs gewünschten und später gewohnten Lebensstandard leisten könnten), gewählt beziehungsweise wiedergewählt zu werden. Dabei setzen Politiker (und dafür gibt es auch zahlreiche Beispiele) stets auf das Kurzzeitgedächtnis der Wähler. Letztlich resultiert daraus auch der rechtliche Offenbarungseid unserer Politik, der in der Feststellung gipfelt, dass Wahlkampfversprechen (die ja aus freien Stücken getätigt werden) nicht einklagbar sind. Das heißt: Wähler zu belügen, hat nicht nur System, es wird auch vom Rechtssystem gedeckt beziehungsweise sogar gefördert. Und manche konnten es sich auch in der Pandemie ganz gut richten: So gab *Pfizer* ja zu, für „bestimmte Personengruppen“ auch spezifische Chargen[(117)] geliefert zu haben.

Im Zusammenhang mit Corona gab es hier nicht nur für die „Impfstoffe“, sondern auch für Masken beziehungsweise Tests unglaubliche Budgets, die von den politisch zuständigen Personen in gönnerhafter Manier zugeteilt wurden. Dabei war offensichtlich vielen Personen nicht klar, dass all diese Ausgaben von uns Bürgern geschultert werden müssen und wir durch diese größtenteils ja an Willkürlichkeit und Sinnlosigkeit nicht zu übertreffenden Aktionen auf Generationen hinaus verschuldet wurden. Um dies auch mit dem Schwerpunktthema dieses Buches zu spiegeln: Auch die Millionen vernichteten oder verschenkten Dosen an Spike-Stoff haben letztlich wir bezahlt. Und in Südafrika wurde für hunderte Millionen Euro eine Firma zur Herstellung von Spike-Stoffen gebaut, die letztlich keine einzige Dosis verkauft hat.

Wie die zahlreichen Zitate im Anhang 2 dieses Buches belegen, war die Gruppe jener Leute, die das systemtreue, letztlich aber falsche Narrativ vorangetrieben haben, gut auf potenzielle Kritiker vorbereitet. Die Planungsschritte zur Umsetzung der genannten Strategie wurden ja schon über längere Zeit geplant. Aus meiner Sicht ist es unzweifelhaft, und hier befinde ich mich im Widerspruch zu so manchem von mir sehr geachteten Blogger beziehungsweise Personen, die durchaus ein erhebliches Maß an Meinungsbildung für sich reklamieren können. Einige von diesen vertreten nämlich die Auffassung, dass dies kein Plan wäre, sondern sozusagen ein Zusammentreffen unglücklicher Umstände.

Dem möchte ich entschieden widersprechen, denn NUR durch die Umsetzung einer generalstabsmäßigen Planung war es möglich, weltweit die Politik, die Ärzteschaft, die Psychologen und – am allerwichtigsten – die Medien gleichzuschalten. Widersprüchliche Meinungen wurden flächendeckend unterdrückt, zensuriert, deren Verfasser geächtet und – häufig aus den Bereichen der pharma-finanzierten Troll-Gesellschaft – publikumswirksam für betreut denkende Leser beziehungsweise Zuschauer ein sogenannter „Faktencheck" durchgeführt (alleine bei diesem Wort sollten Leser alarmiert sein und sogenannten Faktencheckern mit größtmöglicher Skepsis begegnen).

All dies geschah mit großer Professionalität, und als jemand, der von der Materie durchaus ein wenig Ahnung hat, muss man den Protagonisten zugestehen, dass jener Überlappungsbereich zwischen Genie und Wahnsinn hier ausgelebt wurde und letztlich die Umsetzung des perfiden Planes über lange Zeit begünstigt hat. Es gehört nämlich einiges dazu, ein biologisches Agens so auszuwählen, dass die Modifikation desselben bei durchaus nennenswerter Infektiosität Krankheitsbilder bedingen kann, die sich medienwirksam vermarkten lassen, und dann auch noch – und das ist schon unglaublich clever – „Gegenmittel" (in Form von Spike-Stoffen) zu entwickeln, die grob illustriert die gleichen Auswirkungen haben wie der Krankheitserreger selbst (siehe auch den Einschub „Biowaffen und Biologische Kriegsführung").

So lässt sich nämlich jene klinische Verwirrung stiften, auf deren Basis bei hoher Durchseuchung mit dem Krankheitserreger Komplikationen bedingt durch Spike-Stoffe von diesen abgelenkt und in scheinbar glaubwürdiger Art und Weise der Krankheit zugerechnet werden können und selbst im Falle der ja häufig unterdrückten Nachforschung Schwierigkeiten zu erwarten sind, den

Schaden anhand der erhobenen Befunde eindeutig den Spike-Stoffen zuordnen zu können. Das Perfide besteht also darin, dass die Krankheit und das angebliche Gegenmittel (jeweils ursächlich durch das Spike-Protein bedingt) austauschbare Symptome verursachen und somit notfalls die Schuld an Gesundheitsstörungen sehr leicht und scheinbar überzeugend dem Erreger SARS-CoV-2 (und nicht den Spike-Stoffen) in die Schuhe geschoben werden kann.

Im Folgenden möchte ich gerne auf jene Aussagen eingehen, die dem systemkonformen Narrativ ursprünglich widersprochen haben, von Mainstreammedien geächtet und von „Faktencheckern" scheinbar widerlegt worden waren, und die sich dann allen Unkenrufen zum Trotz letztlich als wahr herausgestellt haben. Diese „Schwurbler-Thesen" könnte man also zunehmend zur Stützung folgender Aussage verwenden: Die „Schwurbler" von gestern sind die Realisten von heute und die Propheten von morgen.

Wenn ich nun von belegten Aussagen spreche, muss man korrekterweise natürlich sagen, dass die Beweisführung nicht immer und überall auf wissenschaftliche Arbeiten zurückgeführt werden kann. Dies beruht auf mehreren Gründen:

1. Man braucht, um signifikante und beweisbare Unterschiede herausrechnen zu können, stets eine bestimmte Anzahl von Versuchspersonen, also eine Mindestgröße der untersuchten Personengruppe. Dies war (zumindest bisher) nicht in jedem Fall zu bewerkstelligen.

2. Manche Untersuchungen scheitern (derzeit noch) an methodischen Problemen. Es ist beispielsweise aktuell noch immer sehr schwierig, mit der gebotenen Genauigkeit und Zuverlässigkeit freies Spike-Antigen und Nukleokapsid-Antigen (zur Unterscheidung von infektions- und injektionsbedingten Schädigungen) in Blut und Gewebe zu messen, da sich diese Messungen – wie gesagt – im Femtogrammbereich abspielen.

3. Die mit dem Widerstand gegen das Corona-Narrativ verbundene Ächtung und Existenzbedrohung hat zahlreiche Wissenschaftler davon abgehalten, entsprechende (und eigentlich unabdingbare) Untersuchungen durchzuführen beziehungsweise deren (zum Teil ja schlagende Beweise liefernde) Ergebnisse zu publizieren. Dazu kommt, dass zahlreiche renommierte Journale auch durch die Pharmaindustrie Einnahmen infolge von Werbeeinschaltungen generieren, ja manchmal besteht hier auch eine existenzielle Abhängigkeit. Insofern muss man wohl davon ausgehen, dass außer mir auch andere Personen mit dem Versuch gescheitert sind, kritische Artikel in derartigen Zeitschriften publizieren zu können.

4. Es besteht ein ganz offensichtliches Ungleichgewicht zwischen jenen Kräften, die sich darum bemühen, seriöse Forschungsergebnisse zu publizieren, und jenen, die (was manchmal direkt als Auftragsarbeit anmutet) narrativfreundliche und -stützende Artikel publizieren. Dadurch erlangen systemkonforme Publikationen natürlich wesentlich mehr Aufmerksamkeit, sei es nun bei medizinischen Laien oder bei Angehörigen medizinischer Berufe.

5. Zweifellos war für manche nicht besonders tief im Thema verankerte Kollegen (und dies waren zumindest für die breite Öffentlichkeit oftmals meinungsbildende Personen) die Gesamtstrategie noch nicht ablesbar. Manche von ihnen haben sich durchaus auch mit bemerkenswerter Effizienz und zum Teil auch menschenverachtender Einstellung an der Hexenjagd Andersdenkender beteiligt. Gerade für diese Personengruppe ist es trotz Zunahme kritischer Evidenz besonders schwer, den mit einer Kurskorrektur ja verbundenen Gesichtsverlust zu verkraften, weswegen viele nach wie vor (trotz vielleicht zunehmender eigener Bedenken) mit einer an einen Überlebenskampf erinnernden Hartnäckigkeit und Energie dem Narrativ treu bleiben.
6. Im Zusammenhang mit der Corona-Strategie und dem damit verbundenen Narrativ mussten sich zwangsläufig die in diesen Netzwerken verbundenen Personen auch in gegenseitige Abhängigkeit begeben, weswegen es vielen Personen sehr schwerfallen dürfte, hier „auszusteigen“ und eine Kursänderung mitzutragen.

Ich möchte nun zu jenen Bemerkungen kommen, die der Wahrheit so nahe wie möglich kommen und somit (bisher unwiderlegt) als zumindest damals (und auch derzeit noch) gültige Feststellungen bezeichnet werden dürfen:

- Das Virus stammt aus einem Labor.
- Das Virus wurde durch sogenannte Gain-of-Function-Forschung scharfgeschaltet.

- Es gibt einen oder mehrere Zusammenhänge zwischen dem Virus und der pharmazeutischen Industrie.
- Die empfohlenen Masken haben keine epidemiologische Bedeutung.
- Die empfohlenen Masken schaden mehr als sie nützen.
- Corona-Maßnahmen schaden der Gesundheit.
- Corona-Maßnahmen haben einen negativen Effekt auf Kinder.
- Corona-Maßnahmen schaden der Wirtschaft.
- Spike-Stoffe sind keine Impfstoffe.
- Bei der Anwendung von Spike-Stoffen gibt es (chargenabhängig) häufig schwere Nebenwirkungen.
- Spiken hat mehr Nachteile als Vorteile.
- Die mmRNA (modifizierte mRNA) ist nicht so kurzlebig wie immer angegeben.
- Nanopartikel reichern sich unter anderem in den Eierstöcken (Ovarien) und Hoden (Testes) an.
- Die in Nanopartikeln enthaltene Erbsubstanz kann grundsätzlich in menschliches Erbgut eingebaut werden (das gilt sowohl für mmRNA als auch für die in den Plasmiden gespeicherte DNA).
- Spike-Stoffe können Autoimmunkrankheiten auslösen.
- Spiken hat negativen Einfluss auf die Schwangerschaft – mögliche Folgen sind frühzeitige Fruchtabgänge (Abortus), Früh- und Totgeburten.
- Spike-Stoffe verursachen bei Kindern mehr Schaden, als sie nützen.
- Spiken hat einen negativen Einfluss auf die durchschnittliche Lebenserwartung.

- Ge-spike-te bekommen häufiger Myokarditis (das betrifft vor allem männliche Jugendliche).
- Spiken schädigt die Gefäßinnenwand (das Endothel) und führt somit zu Gerinnselbildungen (Thromben) und zu Embolien.
- Spiken kann das Immunsystem schädigen.
- Die Schäden durch Spiken gleichen oftmals jenen von COVID-19.
- Ge-spike-te erkranken häufiger an COVID (CDC).
- Politische Versprechen werden gebrochen (bestes Beispiel: *„Es wird keinen Impfzwang geben.“*).
- (Oftmals hochgepriesene mathematische) Modellierer verstehen nichts von Infektionsepidemiologie und liegen mit ihren Prognosen falsch.
- Angst wird als politisches Mittel eingesetzt, um die Bürger gefügig zu machen.

Dazu kommen noch einige Feststellungen (deren Realitätsnähe sich zunehmend zu bestätigen scheint):

- Corona war/ist nur ein „Testballon“.
- Es geht in Richtung Überwachungsstaat.
- Scheinargumente wie Gesundheit und Sicherheit werden verwendet, um einen Kontrollstaat nach chinesischem Vorbild zu errichten (siehe 15-Minuten-Städte).
- Es werden zunehmend Schritte gesetzt, die die Einrichtung eines Social-Credit-Systems nach chinesischem Vorbild ermöglichen.
- Unsere Grundrechte wurden und werden beschnitten, ausgehöhlt und uns genommen (dies ist unter anderem

durch bereits etablierte, beschlossene oder offiziell angekündigte beziehungsweise geplante Änderungen des Infektionsschutzgesetzes, der „Internationalen Gesundheitsvorschriften“ und des Pandemievertrags der Weltgesundheitsorganisation belegt).

- Es geht nicht um Gesundheit, sondern um die *Digitale Identität* und Kontrollmöglichkeiten: Dies ist unter anderem durch die geplante Einführung der *Digitalen Identität*, des digitalen Euro im EU-Raum und die Übernahme des europäischen digitalen Gesundheitspass-Konzeptes durch die WHO belegt. Welchen anderen Grund gäbe es sonst, Personen zu spiken, die keiner Risikogruppe angehören, wie zum Beispiel Kinder oder auch Leute, die ohnedies schon immun sind (nach durchgemachter Krankheit)?

Des Weiteren werden wir Zeitzeugen eines Zirkelschlusses der Ignoranz. Bei Anfragen an offiziellen Stellen oder auch in der Kollegenschaft, welche Nebenwirkungen denn nun insgesamt von Spike-Stoffen verursacht werden können, lautet die übliche Antwort, man wisse es noch nicht genau, bestimmte Reaktionen könne man nicht ausschließen und die Studienlage sei noch nicht ausreichend. Äußert jemand allerdings beim Auftreten bestimmter Symptome den Verdacht, dass Spike-Stoffe an der Entstehung ursächlich beteiligt sein könnten, wird einem mit dem Brustton der Überzeugung entgegnet, dass hier ein Zusammenhang mit Spike-Stoffen mit Sicherheit auszuschließen wäre. Das Erschütternde dabei ist, dass es zumindest von offizieller Seite her – was schon längst überfällig wäre, schon deswegen, weil dazu eigentlich eine rechtliche Verpflichtung besteht – keinerlei Interesse gibt, die möglichen Nebenwirkungen ab- beziehungsweise aufzuklären. Ja, ich habe sogar das Gefühl, man ist ganz froh darüber, zu dieser Thematik möglichst wenig (nicht nur belastbare sondern auch belastende) Daten verfügbar zu haben – Unwissenheit erwünscht!

An dieser Stelle muss ich aber nun doch auch erwähnen, dass die „Eliten“ offensichtlich zunehmendes Unbehagen über den wachsenden Widerstand haben, der in erster Linie ja über „Soziale Medien“ kommuniziert wird. Ein deutliches, ja unübersehbares Signal dafür ist, dass man nun ja versucht, kritische Stimmen nicht nur in Misskredit zu bringen, sondern auch rechtliche Rahmenbedingungen zu schaffen, diese systematisch unterdrücken zu können. Dazu gehört die Einrichtung eines „Wahrheitsministeriums“ durch die EU. Dies ist natürlich kein Ministerium, sondern eine speziell etablierte Behörde beziehungsweise ein Amt in Brüssel, das die zentrale Aufgabe hat, dafür Sorge zu tragen, dass Anbieter „Sozialer Medien“ die über ihre Kanäle verbreiteten Informationen auf ihren „Wahrheitsgehalt“ prüfen und diese widrigenfalls eliminieren (Digital Services Act[(118)]). Das Pikante an der Sache ist, dass es ausschließlich diesem Amt in Brüssel vorbehalten sein wird, zu definieren, was hier wahr und was nicht wahr ist. Das heißt: Nicht erwünschte Inhalte werden mit dem Etikett der Fehlinformation („misinformation“) etikettiert. Die Entfernung dieser Inhalte ist in der Folge kein Kann, sondern ein Muss. Mit anderen Worten: „Soziale Medien“, die sich dieser Zensur verweigern, müssen mit drakonischen Strafen rechnen. Diese Regelung fußt auf einer Änderung, die bereits im März 2022 (unter dem Radar der europäischen Öffentlichkeit und ohne Aufheulen der angeblich ja der Meinungsfreiheit verbundenen Medien) grundsätzlich beschlossen wurde und am 25. August 2023 offiziell Wirkung erlangt hat. Die Unterdrückung beziehungsweise Blockade des Telegram-Kanals in Frankreich ist ein sichtbarer Schritt in diese Richtung. Wohl kaum ein anderes Dokument illustriert die fundamentale Verlogenheit besser, da uns hier die systematische Anwendung von Zensur als Mittel zur Sicherung der Meinungsfreiheit verkauft wird.

Welche möglichen Auswirkungen damit verbunden sind, lässt sich an den soeben in diesem Kapitel aufgelisteten und bereits frühzeitig, aber mangels Alternativen praktisch ausschließlich über diverse soziale Medien kommunizierten Punkten zeigen. All diese Aussagen hätten nicht verbreitet werden dürfen, da sie ja von den anerkannten Systemmedien durchwegs als Fehlinformation bezeichnet, ja geächtet worden waren.

Ein weiteres gutes Beispiel in diesem Zusammenhang sind auch die von vielen Personen nur als Randerscheinung wahrgenommenen Affenpocken. Wären alle Regelungen hier schon in Kraft gewesen, hätte es keine relativierende Kommentarmöglichkeit zu dieser Krankheit gegeben. Der Generaldirektor der WHO hat ja – und zwar *entgegen* der Empfehlung eines Expertenrates(!) – die Affenpocken als einen internationalen Gesundheitsnotstand ausgerufen. Wären hier auch noch die geplanten Änderungen der „Internationalen Gesundheitsvorschriften“ und des Pandemievertrags der WHO etabliert gewesen, hätte dies mangels Widerspruchsmöglichkeit dazu führen können, dass erneut Ausgangssperren, Zwangsmedikationen und Zwangsimpfungen, Strafen bei

Fehlverhalten und so weiter hätten eingeführt, ja im schlimmsten Fall (rechtlich gedeckt) sogar unter Anwendung von Gewalt hätten durchgesetzt werden können. Wie sinnlos dies gewesen wäre, lässt sich ja retrospektiv schon alleine dadurch bemessen, dass sich nur wenige Angehörige von Risikogruppen impfen ließen und das sogenannte Bedrohungsszenario für den Großteil der Weltbevölkerung völlig unbedeutend war.

Weitere durchaus besorgniserregende und in die gleiche Richtung gehende Entwicklungen sind Pläne zur Verschränkung von Impfdaten mit Personalausweisen, diverse Entwicklungen in Australien (bis zur Möglichkeit, Ungeimpften die Ausreise zu verweigern), die nach dem G20-Treffen von Indonesien eingebrachte Initiative zur globalen Einführung eines elektronischen Impfpasses sowie die ersten Ideen, Arbeitnehmer zur Speicherung von Gesundheitsdaten chippen zu lassen. All diese Aspekte wurden bewusst auch in diesem dem Thema „Spiken“ gewidmeten Buch erwähnt, um den Lesern unmissverständlich klarzumachen, wozu das grundsätzlich ja positiv behaftete Thema der Immunisierung bei entsprechender gesundheitsfaschistischer Interpretation missbraucht werden könnte.

Wichtig ist die Erkenntnis, dass wir – die Weltbevölkerung – im Zusammenhang mit dieser „Pandemie“ gleich fünfmal in perfidester, heimtückischster und verachtungswürdigster Art und Weise irregeführt, belogen, betrogen und in widerwärtiger Art und Weise getäuscht worden sind:

Uns wurde wider besseres Wissen und erdrückende Beweise suggeriert, dass

1. SARS-Cov-2 natürlichen Ursprungs ist; dabei handelt es sich um ein durch Menschen manipuliertes Virus, das dadurch zu einer Biowaffe wurde.
2. die durch SARS-CoV-2 ausgelöste Krankheit COVID-19 nicht behandelt werden kann, obwohl durch Frühzeittherapie in anderen Ländern die Hospitalisierungsrate dramatisch gesenkt werden konnte .
3. die Spike-Stoffe (sog. „Impfungen") sicher sind und wirken, wodurch Ge-spike-te auch in falscher Sicherheit gewogen wurden, was eine weitere Verbreitung gefördert hat; so konnte großteils von der Bevölkerung akzeptiert die zweite Stufe des Biowaffenangriffs gezündet werden.
4. die Spike-Stoffe ausschließlich mRNA enthalten und somit die gleichen Regeln wie für klassische mRNA gelten würden und ein Einbau in menschliches Erbgut auszuschließen wäre; vielmehr konnte zumindest im Labor der Einbau der entsprechenden mmRNA-Information in das menschliche Erbgut nachgewiesen werden und auch eine zum Teil hochgradige Kontamination mit DNA, die noch leichter eingebaut werden kann.
5. die nun zu beobachtenden Folgen großteils durch die Infektion (Long-/Post-COVID) bedingt wären, wobei überall dort, wo eine Beweisführung möglich war, belegt werden konnte, dass es sich dabei großteils (>70%) um die Folgen des Spikens handelt.
6. NUR die (direkt und indirekt) zwangsweise verordneten menschenrechtswidrigen Maßnahmen eine Möglichkeit

> böten, den Schaden durch die Pandemie zu begrenzen; dabei war jeder der genannten Schritte analytisch betrachtet ein Angriff auf die Menschlichkeit, die Freiheit und die (körperliche und geistige) Unversehrtheit – was man durchaus auch mit der Stufe 3 der (biologischen) Kriegsführung gleichsetzen könnte.

Insgesamt gesehen sind das Virus, die genannten Maßnahmen und die damit verbundene psychologische Kriegsführung durch die direkten (auch gesundheitlichen) wie auch die Kollateralschäden für Millionen Tote weltweit verantwortlich – hierfür müssen alle Entscheidungsträger und öffentliche Meinungsbildner zur Verantwortung gezogen werden. Da sich auch die meisten Staaten hier mitschuldig gemacht haben und auch der Internationale Gerichtshof in Den Haag aufgrund bestimmter Kontakte nicht als unabhängig bezeichnet werden kann, wäre dies wohl nur über ein aus unabhängigen Richtern bestehendes 2. Nürnberger Tribunal zu bewerkstelligen.

Mein Appell an Sie als geschätztem Leser dieses Buches ist, dass Sie sich auch als medizinischer Laie dafür einsetzen, dass wir auch weiterhin eine Unabhängigkeit der Wissenschaft, eine Meinungsfreiheit, Redefreiheit, Versammlungsfreiheit und das Recht auf körperliche Unversehrtheit haben. Ohne Unterstützung der breiten Bevölkerung wird es nicht möglich sein, die „Eliten“ davon abzuhalten, die Interpretationshoheit bei kritischen Fragen und damit den ultimativen Wahrheitsanspruch für sich zu reklamieren und die dafür nötigen rechtlichen Rahmenbedingungen durch korrupte internationale und nationale Einrichtungen schaffen zu lassen. Und wie uns die Vergangenheit ja vor Augen geführt hat, bedeutet das für uns als Bürger nichts Gutes.

Es liegt also in unseren Händen, die Zukunft zu gestalten. Wir befinden uns an einer Weichenstellung: Auf der einen Seite geht es um die Errichtung einer posthumanen und von „Eliten" gestalteten *New World Order*[(119)] (Neue Weltordnung) unter dem Namen „The Great Reset", sollten wir hier keinen (friedlichen) Widerstand leisten. Alternativ haben wir die Größe und die Macht, unsere Erde so umzugestalten, dass es für alle Erdenbürger die Möglichkeit eines menschenwürdigen und friedlichen Lebens als ultimatives Ziel geben kann: THE GREAT FREESET!

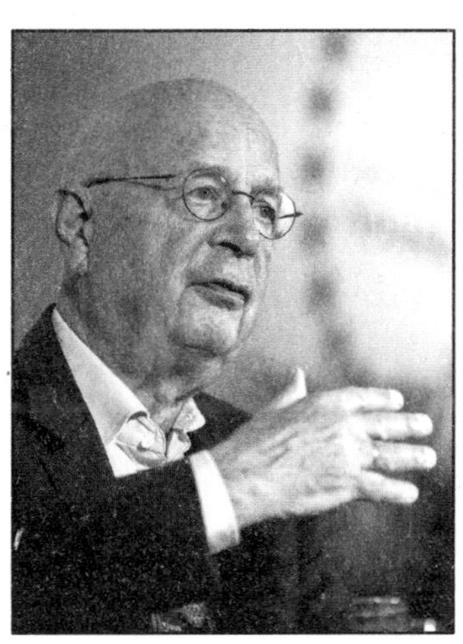

„Die Pandemie stellt ein seltenes, aber begrenztes Zeitfenster dar, um über unsere Welt nachzudenken, sie neu zu denken und neu auszurichten, um eine gesündere, gerechtere und wohlhabendere Zukunft zu schaffen."

Klaus Schwab, Gründer des Weltwirtschaftsforums

Abb. 19: Klaus Schwab ist der Gründer des WEF, welches jedes Jahr in Davos hohe Politiker, Wirtschafts- sowie Medienvertreter zu einem Treffen nach Davos einlädt. Er schrieb ein Buch mit dem Titel »COVID-19: The Great Reset«. Die 2005 vom WEF geschaffenen *Young Global Leaders* (YGL) sind heute in nahezu allen Parlamenten vertreten. Mehr als fünfzig Ministerpräsidenten und Meinungsführer wurden dort geschult und haben *„die Verbesserung des Zustands der Welt"* als Ziel.

Zu den Young Global Leaders gehören u.a. Angela Merkel, Frank-Walter Steinmeier, Olaf Scholz, Wolfgang Schäuble, Robert Habeck, Cem Özdemir, Armin Laschet, Markus Söder, Jens Spahn, Winfried Kretschmann, Volker Bouffier, Annalena Baerbock, Nicolas Sarkozy, Emmanuel Macron, Tony Blair, Sebastian Kurz und Justin Trudeau.

Dieser Weg ist sicherlich nicht einfach, aber er ist es wert, sich dafür und damit gegen den Transhumanismus einzusetzen. Es wird Zeit, sich zu entscheiden! Wir haben einen praktisch alle Bereiche des Lebens betreffenden Vertrauensverlust. Dies gilt auch, oder vielleicht gerade für staatliche Institutionen, die das ihnen entgegengebrachte Vertrauen sträflich missbraucht und den Souverän in den letzten Jahren in beispielloser Art und Weise geknechtet haben.

Nun darf man sich nicht wundern, dass Verlautbarungen und auch Handlungen aus dieser Ecke zunehmend hinterfragt werden und demokratiebewusste Bürger ihre kritische Position zunehmend nicht nur unverhohlen in der Öffentlichkeit kundtun, sondern diese auch in der Praxis leben – denn das macht eine lebendige Demokratie aus. Oder wie es die von mir sehr geschätzte deutsche Sängerin Nena so treffend formuliert hat: „*Es ist nicht die Frage, was wir dürfen, sondern was wir uns gefallen lassen.*“

„Eine rumänische Patientin, die in Österreich lebt und arbeitet, erzählte mir etwas sehr Interessantes. Sie hatte nach ihrem letzten Besuch bei ihrer Familie Folgendes zu berichten: Der Vater ihrer besten Freundin und zugleich Nachbarin – sie sind zusammen aufgewachsen – ist ein Hochgradfreimaurer und ein mächtiger und bekannter Mann in Cluj-Napoca (Klausenburg). Im Gespräch bei Tee und Kuchen ergab sich natürlich auch das Thema ‚Corona'. Auf ihre Frage hin, was das alles soll, bekam sie die Antwort, dass das Pläne sind, die schon seit den 1960er-Jahren in den Schubladen liegen und nun endlich umgesetzt werden."

Frau Zoschel, österreichische Physiotherapeutin (2022)

Nachwort

An meine geschätzten Leser:

Zuallererst möchte ich mich aufrichtig bei Ihnen bedanken, dass Sie durchgehalten haben, dass Sie sich für konstruktiv kritische Bemerkungen zu diesem stark emotionalisierten Thema geöffnet haben, dass Sie bereit waren, den Komfortbereich des Narrativs und des betreuten Denkens zu verlassen und offensichtlich meinen Gedankengängen zu folgen – sonst wären wir beide wohl nicht hier an diesem Punkt gelandet.

Was hier im Kontext mit den Spike-Stoffen begründet wurde, birgt eine aus meiner Sicht große Gefahr: Die Spike-Strategie war, wenn man es genau betrachtet, sehr ausgereift und vermutlich von langer Hand geplant. So wurde ja die Weltbevölkerung durch eine entsprechende Berichterstattung darauf eingeschworen, dass wir es bei Corona mit einer tödlichen Seuche zu tun haben. Die daraus resultierende Angst führte zu einer Hörigkeit und öffnete damit den globalen Markt für die Anwendung dieser Produkte. Indizien (skandinavische Studie) weisen darauf hin, dass hier unterschiedliche Dosen – vermutlich sogar unter Einbindung von Placebos – zur Anwendung gekommen sind. Es wäre ja auch kontraproduktiv gewesen, wenn bei allen Ge-spike-ten entsprechend schwere Nebenwirkungen aufgetreten wären.

Wie immer zeigen Modelle bei Erstanwendung gewisse Schwächen. Dies war hier nicht anders, und die pharmazeutische Industrie hat zweifellos ihre Lektion gelernt. Dies heißt aber nicht – und das können wir anhand diverser Ankündigungen bereits absehen –, dass man diese Form der Injektionen, also Spike-Stoffe, in Zukunft freiwillig meiden wird. Vielmehr gibt es Hinweise darauf, dass Impfstoffe in Zukunft sukzessive durch Spike-Stoffe ersetzt werden sollen. Es sind schon einige Produkte in Entwicklung beziehungsweise angekündigt.

Was mir an dieser Stelle wichtig und aus meiner Sicht die zentrale Botschaft oder auch das Kernziel dieses Buches ist, ist der Versuch, Ihnen als Leser das Werkzeug in die Hand zu geben, auch als Nichtmediziner die im Zusammenhang mit Spike-Stoffen ablaufenden immunologischen Reaktionen zu verstehen und deren Folgen abzusehen. Wir haben gelernt, dass das körpereigene Immunsystem von Natur aus die Fähigkeit hat, Fremdstoffe, insbesondere Fremdeiweiße, als solche zu erkennen und zu bekämpfen. Dies hat dann üblicherweise die Vernichtung des Fremdstoffes, notfalls auch mit seiner Produktionsstätte (das heißt der für die Vermehrung zuständigen Zelle), zur Folge. Das ist beispielsweise bei Virusinfektionen ein völlig normaler Prozess.

Somit sollten Sie in der Lage sein, den verhältnismäßig einfachen Rückschluss zu tätigen, der wie folgt lautet: Wenn ich eine Substanz in den Körper injiziere, die Körperzellen dazu veranlasst, Fremdeiweiß zu produzieren, werden diese Zellen damit zwangsläufig zum Ziel einer Attacke durch das körpereigene Immunsystem, das Resultat ist eine Autoimmunerkrankung. Dies ist unabhängig davon, ob die von der Zelle hergestellte Substanz toxisch ist (wie dies zum Beispiel beim Spike-Protein der Fall ist) oder andere Wirkungen auf bestimmte Organe des Körpers hat. Fremd ist fremd und wird bekämpft. Das Problem der durch modifizierte mRNA hergestellten Spike-Stoffe ist, dass es bisher nicht möglich war, nur bestimmte Zellen als Ziel der Nanopartikel dingfest zu machen, wonach man dann auf ganz bestimmte eingeschränkte Nebenwirkungen hoffen dürfte. Vielmehr ist auch bei zukünftigen Spike-Stoffen zu befürchten, dass Nanopartikel „wahllos" an Körperzellen binden und diese umprogrammieren zu Proteinfabriken mit dem Auftrag, körperfremdes Eiweiß herzustellen.

Berücksichtigt man das soeben Geschriebene, ist es zwangsläufig so, dass es – basierend auf dem aktuellen Stand der Technik – keinen sicheren Spike-Stoff geben kann!

Da mir das Wohlergehen und die Sicherheit meiner Mitbürger ein Herzensanliegen ist, war es mir wichtig, dies hier auch noch unmissverständlich zum Ausdruck zu bringen. Passen Sie gut auf sich auf! Ich wünsche Ihnen Gesundheit und alles Gute!

Die Arbeit an diesem Buch habe ich im September 2023 beendet. Zur behandelten Thematik gibt es fast wöchentlich neue Erkenntnisse. Womöglich befinden wir uns inzwischen in einer neuen Pandemie oder es gibt eventuell auch neue Therapien gegen Spike-Schäden. Alles Aktuelle von mir – Artikel oder Videos – finden Sie auf meinem YouTube-Kanal [124] – alternativ bei YouTube den Namen „Haditsch" ins Suchfeld eingeben und auf das Portraitbild klicken – oder unter QR-Code [121].

Über den Autor

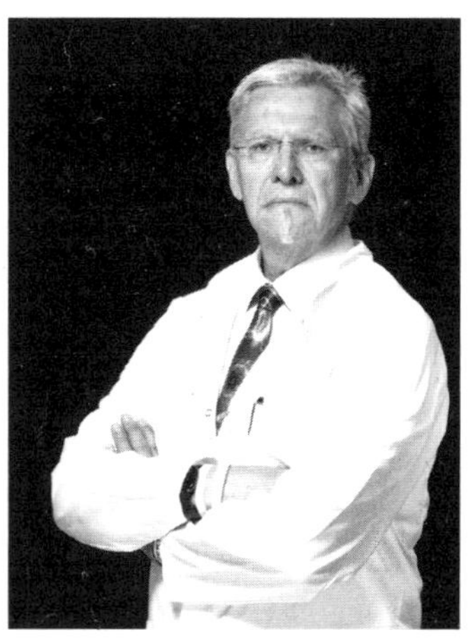

Ausbildung:
DDr. Martin Haditsch ist Arzt und Biologe. Nach der Ausbildung zum Allgemeinmediziner wurde er 1995 Facharzt für Hygiene und Mikrobiologie und 1998 Facharzt für Tropenmedizin. Er war auch als Notarzt tätig und ist Inhaber des „CTM(TM)" („Certificate in Travel Medicine" der Internationalen Gesellschaft für Reisemedizin). Im Juni 2012 wurde DDr. Haditsch vom Bundespräsidenten der Republik Österreich zum Professor ernannt.

Tätigkeitsbereich:
DDr. Martin Haditsch ist ärztlicher Leiter eines Labors in Hannover, Deutschland. In seiner Praxis, dem TravelMedCenter im österreichischen Leonding ist er für die Bereiche Beratung zu (Reise-)Impfungen, Malariaprophylaxe und allgemeinen reisemedizinischen Fragen zuständig und bietet als WHO-registrierte Gelbfieber-Impfstelle auch alle verfügbaren Impfstoffe an. Aus Gewissensgründen und treu dem Hippokratischen Eid und dem Genfer Gelöbnis hat er jedoch keine einzige Injektion gegen SARS-CoV-2 verabreicht.
In Kooperation mit der lokalen medizinischen Infrastruktur (niedergelassene Kollegen, Labor, Spitäler) besteht des Weiteren auch die Möglichkeit der Abklärung tropenmedizinischer (und anderer reisemedizinisch relevanter) und sonstiger infektologischer Fragestellungen.

Kontakt:
leonding@travelmed.at

Anhang 1: Zitate von Spike-Fanatikern

(Großer Dank an Sissi Kaiser und Tom Beyer für die Zusammenstellung der Zitate – www.nautikuss.at)

1. *„Ein Protagonist ist der einschlägig aufgefallene Arzt Martin Haditsch."*

   Hans Rauscher, österr. Journalist (DerStandard-Kolumne, 21.4.2021)

2. *„Impf-Verweigerer virtuell abknallen."*

   Achim Greser & Heribert Lenz, deutsches Karikaturistenduo

3. *„Deutsches Gericht verurteilt Holocaust-Überlebende (85) zu Zwangsimpfung"*

   Amtsgericht in Stuttgart-Bad Cannstatt

4. *„Sollen wir fortan mit der Angst leben, dass ein Impfverweigerer gerade am Nebentisch sitzt?"*

   Beat Balzli, Chefredakteur der WirtschaftsWoche

5. *„Als Denkanstoß [...] die versperrte Tür zum Restaurant, Konzert oder Flugzeug."*

   Dr. med. Werner Bartens, leitender Redakteur des Wissenschaftsressorts bei der Süddeutschen Zeitung

6. *„Verantwortlichkeiten könnten auch mal umgedreht und nach dem Verursacherprinzip die eigentlichen Pandemietreiber an den Gesamtkosten beteiligt werden. Ein Anfang könnte die Beteiligung der Ungeimpften an Kosten der eigenen Krankenhausversorgung sein."*

   Dieter Bauhaus, IHK-Präsident

7. *„Es sind die Ungeimpften, die die Menschenwürde aller anderen gefährden."*

   Gerhart Baum, Rechtsanwalt und früherer Bundesinnenminister (FDP)

8. Dringende Empfehlung des BR: *„Filmt nur noch geimpfte Protagonisten?"*

   Bayerischer Rundfunk

9. *„Die Impfverweigerer verursachen Freiheitseinschränkungen und wirtschaftlichen Schaden für alle."*

Volker Beck, Mitglied des Deutschen Bundestages (Die Grünen)

10. *„Eine Steuer [für Ungeimpfte] könnte die Impfquote steigern."*

Andreas Beivers, Studiendekan für Gesundheitsökonomie (Münchner Fresenius-Hochschule)

11. *„Wie viele Menschenleben ist es mir wert, ohne Maske vor dem Joghurtregal im Supermarkt zu stehen?"*

Justus Bender, Journalist (FAZ)

12. *„Für die Ungeimpften kann es aufwändig und teuer werden."*

Christoph Berger, Schweizer Arzt und Präsident der Eidgenössischen Kommission für Impffragen

13. *„[Impfgegner sind] ‚alte Schweinehunde', sie sind Staatsfeinde..."*

Wolf Biermann, deutscher Liedermacher und Lyriker

14. *„‚Klare Kante': SPÖ-Politiker will 14 Tage Haft für Ungeimpfte"*

Peter Binder, Gesundheitssprecher der SPÖ Oberösterreich

15. *„Bewaffnete Hilfssheriffs sollen Corona-Verordnung durchsetzen"*

Thomas Blenke, Sprecher CDU Baden-Württemberg

16. *„Möge die gesamte Republik mit dem Finger auf sie zeigen."*

Nikolaus Blome, Politik-Chef bei RTL und Kolumnist beim „Spiegel"

17. *„Heute ist so ein Tag, an dem ich jedem freiwillig Ungeimpften gern kommentarlos aufs Maul hauen würde."*

Bianca Blomenkamp, Fraktionsvorsitzende GRÜNE Hamburg-Harburg

18. *„Bürgermeister will Ungeimpfte schonungslos anzeigen"*

Peter Böhler, Bürgermeister Gemeinde Fußach (Österreich)

19. *„Was die Ratten in der Zeit der Pest waren, sind Kinder zurzeit für Covid-19: Wirtstiere."*

Jan Böhmermann, Entertainer, Moderator (ZDF)

20. *„Um sicherzustellen, dass das Versammlungsverbot eingehalten wird, wird [...] Waffengebrauch angedroht."*

Christof Bolay, Oberbürgermeister der Stadt Ostfildern

21. *„Flammenwerfer gibt's a no."*

Sebastian Bohrn Mena, österreichischer Kolumnist und Autor

22. *„Mehr Diktatur wagen."*

Thomas Brussig, Schriftsteller und Drehbuchautor

23. *„Sind die Intensivstationen voll, müssen Ungeimpfte hinten anstehen."*

Thierry Burkart, Schweizer Politiker (FDP, Die Liberalen) und Rechtsanwalt

24. *„Sie sind Corona-Schwurbler und denken quer? Dann bleibt ihr Kaffeebecher leer!"*

Café Hilde in Lichtenfels

25. *„Die Stadt Ulm droht Waffengebrauch an."*

Gunter Czisch, Oberbürgermeister Ulm

26. *„Polizei soll 2G-Kontaktbeschränkungen auch zu Hause überprüfen"*

Janosch Dahmen, Gesundheitspolitischer Sprecher der Grünen, MdB

27. *„Bundeswehr sucht Impfverweigerer in eigenen Reihen und leitet Disziplinarverfahren ein"*

Deutsche Bundeswehr

28. *„DGB entlässt Mitarbeiterin mit Schwerbehinderung im Streit um Corona-Impfung"*

Deutscher Gewerkschaftsbund Oberbayern

29. *„Melden, petzen, anschwärzen. Erzähle es der Lehrerin, wenn keiner zuhört."*

Oliver Dierssen, Kinderpsychiater

30. *„Corona-Leugner: Berufsrechtliche Folgen für Ärztinnen und Ärzte"*

Dirk Schulenburg (Justiziar der Ärztekammer Nordrhein) und Katharina Eibl (Fachanwältin für Medizinrecht)

31. *„Wer die Impfung ablehnt, muss auf eine Behandlung im Krankenhaus verzichten."*

Stefan Dräger, Vorstandsvorsitzender Medizin- und Sicherheitstechnikkonzern Dräger, Lübeck

32. *„Ungeimpfte sollen nach unserer Verordnung gar nicht feiern."*

Malu Dreyer, Ministerpräsidentin Rheinland-Pfalz

33. *„Covid-19 in erster Linie eine ‚Krankheit der Ungeimpften'"*

Prof. Dr. Christian Drosten, Virologe Charité Berlin

34. *„[...] eigentlich rechtswidrig, in Österreich zu wohnen und nicht geimpft zu sein."*

Karoline Edtstadler, Verfassungsministerin Österreich

35. *„Ich würde hier nicht von einer Impfpflicht, sondern von einem Berufsausübungserfordernis sprechen."*

Prof. Dr. Christiane Druml, Vorsitzende österreichische Bioethikkommission

36. *„Wenn ihr unvorsichtig seid [...], riskiert Ihr die Arbeitsplätze Eurer Eltern oder Eure eigene wirtschaftliche Zukunft."*

Christian Engelhardt, Landrat Kreis Bergstraße

37. *„Deine Party ist Omas Tod. BLEIBT ZU HAUSE!“*

Stadt Erkelenz

38. *„Postfach für Corona-Verstöße“*

Essen, Hildesheim (Ordnungsämter der Städte)

39. *„Impfe Deinen Nächsten wie Dich selbst.“*

Evangelische Kirche Kurhessen-Waldeck

40. *„Man kann seine Meinung auch kundtun, ohne sich gleichzeitig an vielen Orten zu versammeln“*

Nancy Faeser, Innenministerin (SPD)

41. *„Klappe halten, impfen lassen.“*

Prof. Dr. Armin Falk, Verhaltensforscher, Ökonom, Leopoldina-Forscher

42. *„Mobbing ungeimpfter Schüler ‚vielleicht zu akzeptieren‘“*

Heinz Faßmann, Bildungsminister Regierung Österreich

43. *„Verhaltensforscher fordert: Impfverweigerer diskriminieren“*

Gerhard Fehr, österreichischer Unternehmer, Verhaltensökonom

44. *„Wer nicht geimpft ist, gehört nicht dazu.“*

Peter Fischer, Präsident Eintracht Frankfurt

45. *„Ich ging ja eigentlich zum Impfen, doch plötzlich fand ich mich […] in einem heiligen Moment wieder.“*

Freie evangelische Gemeinde Krefeld

46. *„Es reicht: Ungeimpfte verdienen keine Nachsicht.“*

Eric Frey, Journalist (Der Standard)

47. *„Aber das Argument, man dürfe niemanden diskriminieren und sollte die Gesellschaft nicht spalten, gilt nicht.“*

Eric Frey, Journalist (Der Standard)

48. „*Dating-Studie: Keine Liebe zwischen Geimpften und Ungeimpften*“

Guido Gebauer, Psychologe, Pressekontakt Gleichklang

49. „*Konkret geht es um einen notwendigen Hauteinstich*“

GFF-Team (Gesellschaft für Freiheitsrechte)

50. „*Aushang mit Namen und Fotos ungeimpfter Mitarbeiter*“

Sebastian Groß, Geschäftsführer Firma Groß

51. „*Politik fordert Markierungspflicht für ungeimpfte Pfleger*“

Jörg Grossen, Parteipräsident und Nationalrat GLP (Grünliberale Partei)

52. „*Uni-Kurse nicht mehr für Ungeimpfte*“

Prof. Oliver Günther, Präsident Universität Potsdam

53. „*CSU-Landrat verbietet ungeimpften Eltern das Betreten von Kitas*“

Thomas Habermann, CSU-Landrat

54. „*Ihr seid jetzt raus aus dem gesellschaftlichen Leben*“

Tobias Hans, Ministerpräsident des Saarlandes

55. „*Wir wollen Impf- und Personalausweis zusammenführen*“

Patrick Hennig, CEO Luca-App

56. „*Neben Bußgeldern auch finanzielle Nachteile bei der Krankenversicherung*“

Klaus Holetschek, Gesundheitsminister (Bayern)

57. „*Eine Diskriminierung der Impfverweigerer ist gerechtfertigt*“

Pascal Hollenstein, Schweizer Journalist und Chefredaktor

58. „*Impfpflicht für ältere Personen und eine Triage nach Impfstatus*“

Ruth Humbel, Schweizer Politikerin, Beraterin im Gesundheitswesen

59. *„Impfen ist gelebte Liebe zu Gott“*

Wolfgang Huber, ehem. Ratsvorsitzender der Evangelischen Kirche (EKD)

60. *„ImpfenMachtFrei.“*

Thomas Huber, Landtagsabgeordneter aus Ebersberg in Oberbayern

61. *„Auf grobe Klötze mein grober Keil!“*

Michael Jeannée, Journalist

62. *„Gesundheitssenatorin rät: Vermeiden Sie Kontakt mit Ungeimpften!“*

Dilek Kalayci, Gesundheitssenatorin Landesregierung Berlin

63. *„Herzkrankes Kind darf nicht in Frankfurt operiert werden – weil die Eltern ungeimpft sind“*

Klinik Frankfurt

64. *„Wenn es mit Zuckerbrot nicht geht, muss die Peitsche ran.“*

Susanne Knaul, Journalistin, Leiterin der Meinungsredaktion der taz

65. *„Die Jobchancen für Ungeimpfte sind massiv reduziert.“*

Dr. Johannes Kopf, Vorstandsmitglied des Arbeitsmarktservice Österreich

66. *„Sachsen will Quarantäne-Verweigerer in Psychiatrien sperren“*

Petra Köpping, Sozialministerin Sachsen (SPD)

67. *„Wissenschaftler vergleicht Maßnahmenkritik mit Sklaverei und Vergewaltigung“*

Marco Ković, Sozialwissenschaftler

68. *„Wir sollten also einmal grundsätzlich erwägen, ob wir nicht das Regime ändern müssen, sodass harte Eingriffe in die Bürgerfreiheiten möglich werden.“*

Winfried Kretschmann, Ministerpräsident Baden-Württemberg

69. *„SEX IST GEIL, aber ich habe heute Kinderimpfstoff bestellt. Das topt fast alles…“*

Dr. med. Christian Kröner, Arzt, Allgemeinmediziner (Neu-Ulm)

70. *„Aber man hätte doch mal ein halbes Jahr totalitär sein können, oder?“*

Michael Krons, Moderator und Fernsehjournalist (Phoenix)

71. *„Auch Kinder haben Verantwortung für die Gesamtgesellschaft“*

Andreas Lob-Hüdepohl, Mitglied Ethikrat, Theologe und Sozialethiker

72. *„Daher muss es für Impfverweigerer eine Freistellung von ihrem Job in Form eines unbezahlten Urlaubs geben.“*

Gerrit Loibl, Vizepräsident niederösterreichische Ärztekammer

73. *„Wir impfen nach Stiko, aber auch auf Wunsch gegen Empfehlung der Stiko.“*

Dr. med. Matthias Müller & Kai Dragowsky, Ärzte bei punctum medico

74. *„Ich wüschen allen Geimpften ein frohes neues Jahr!“*

Maximilian Stemmler Trymacs, deutscher Webvideoproduzent (Influencer)

75. *„Einmal mit Wasserwerfer bisschen einnässen und aus ist der Spuk.“*

Robert Misik, österreichischer Journalist und politischer Schriftsteller

76. *„Jeder Desinfektionsspender ist ein Ort der Nächstenliebe!“*

Dr. Wolfgang Robert Mückstein, damals österr. Gesundheitsminister

77. *„Entweder gibt es für euch Schwurbler irgendwo Gaskammern…“*

Mike Müller, Schauspieler, Komiker Schweizer Fernsehen (SRG, SSR, SRF)

78. *„Ein Buch auf einer Bank lesen ist nicht erlaubt.“*

Polizei München

79. *„An ihrem Lockdown sind die Ungeimpften komplett selbst schuld."*

Mathis Neuburger, stv. Chefredakteur Hamburger Morgenpost

80. *„Morddrohungen – Er hätte sich ja auch impfen lassen können"*

Felix Neureuther, Fernseh-Kommentator ARD-Sportfernsehen

81. *„Führerschein-Entzug für Ungeimpfte"*

Hubert Niedermayr, Jurist

82. *„Lasst uns Impfverweigerer mit dem Blasrohr jagen, Waidmanns Heil!"*

Christian Ortner, Journalist

83. *„Für Leute wie Sie muss die Impfpflicht her. Gerne bis zur Beugehaft."*

Boris Palmer, Oberbürgermeister von Tübingen (Bündnis 90/Die Grünen)

84. *„Leute, die gegen die Corona Diktatur und zugleich für die mörderische Putin-Diktatur demonstrieren, sind dumme Sautrotteln."*

Dr. Florian Klenk, Chefredakteur Wochenzeitung Falter

85. *„...Staatsverweigerer und Neofaschisten, die in unseren Städten herum spazieren..."*

Werner Kogler, Vizekanzler der Republik Österreich

86. *„Für Besucher:innen ab 6 Jahren gilt die 2G Regel"*

Theaterlabor Bielefeld e.V.

87. *„Welche Regeln Urlauber kennen sollten? Fahrt nicht in Urlaub... [...]"*

Prof. Isabella Eckerle, Virologin Uni Genf

88. *„Die Nicht-Geimpften haben nicht die Freiheit, ihre Maske abzulegen."*

Dr. Peter Heinz, Kassenärztliche Vereinigung Rheinland-Pfalz

89. *„Kinderschutzschutzbund beklagt Scheitern der Impfpflicht"*

Heinz Hilgers, Präsident des Deutschen Kinderschutzbundes

90. *„Impfen ist Nächstenliebe"*

Gisela Kuhn, Pfarrerin, Presbyterium der ev. Kirchengemeinde Erkrath

91. *„Wer das Covid-Zertifikat bekämpft, kämpft nicht für die Freiheit"*

Andreas Dietrich, Chefredakteur Blick (Schweiz)

92. *„Die Pandemie hätte deutlich weniger Opfer kosten können, wäre die Politik nicht vor diesem Pack eingeknickt."*

Dr. Miriam Vollmer, Rechtsanwältin

93. *„Zürcher Schule ködert Ungeimpfte mit iPhone 12"*

Wirtschaftsschule KV Zürich

94. *„World-Peace-Day: Maskengegner sind ausdrücklich ausgenommen"*

Berliner Verkehrsbetriebe

95. *„Wir haben es mittlerweile mit einer Pandemie der Ungeimpften zu tun."*

Beate Meinl-Reisinger, Parteichefin der NEOS in Österreich

96. *„Die Ungeimpften sind zu einer wahnsinnigen Belastung der Geimpften geworden."*

Johanna Mikl-Leitner, Landeshauptfrau von Niederösterreich (ÖVP)

97. *„‚Allerdings wird Aussperren von Ungeimpften alleine nicht reichen', betonte die SPÖ-Chefin."*

Pamela Rendi-Wagner am 6.11.2021, SPÖ-Chefin

Anhang 2: QR-Codes

Code 1:

Thema ICU
Link http://www.icu-band.com/

Code 2:

Thema Nachricht 31. Dezember 2019
Link https://amadeus-verlag.de/aktuelles/dr.-martin-haditsch/nachricht-31.-dezember-2019

Code 3:

Thema offizielle Bestätigung 9. Januar 2020
Link https://amadeus-verlag.de/aktuelles/dr.-martin-haditsch/offizielle-bestaetigung-9.-januar-2020

Code 4:

Thema Südkorea
Link www.who.int/westernpacific/emergencies/2015-mers-outbreak

Code 5:

Thema Testsystem
Link www.dzif.de/en/researchers-develop-first-diagnostic-test-novel-coronavirus-china

Code 6:

Thema COVID-19 am 11. Februar 2020
Link https://amadeus-verlag.de/aktuelles/dr.-martin-haditsch/covid-19-11.-februar-2020

Code 7:

Thema Videoclip auf YouTube
Link www.youtube.com/watch?v=PtzHH8DhgZM

Code 8:
Thema Veterinärmediziner
Link www.ots.at/presseaussendung/OTS_20211126_OTS0080/mfg-zeigt-bekannten-medien-virologen-wegen-kurpfuscherei-an

Code 9:
Thema „Demokratie in Gefahr“
Link www.youtube.com/watch?v=-JQaRgkG-iE

Code 10:
Thema ein Interview
Link www.youtube.com/watch?v=NF_NWfAyauQ

Code 11:
Thema Fernsehgespräch bei RTV
Link www.youtube.com/watch?v=IrbW2elvKz8&t=72s

Code 12:
Thema »Corona – auf der Suche nach der Wahrheit«
Link www.youtube.com/watch?v=jr5L1Bz9SdU

Code 13:
Thema RKI doch tatsächlich so dreist war
Link www.mdr.de/wissen/corona-tote-krankenhaus-obduktion-100.html

Code 14:
Thema vulnerable Gruppen
Link www.kleinezeitung.at/international/5800901/Coronavirus_WHO-kritisiert-Italien-fuer-Massaker-in-Altersheimen

Code 15:
Thema frühzeitig intubiert und künstlich beatmet
Link www.achgut.com/artikel/bericht_zur_corona_lage_10000_tote_durch_fruehbeatmung

Code 16:
Thema Bluthochdruck und Diabetes
Link www.aerzteblatt.de/nachrichten/119602/COVID-19-Diabetes-und-Hypertonie-erhoehen-Sterberisiko-vor-allem-bei-Komplikationen

Code 17:
Thema Jan van Helsing
Link www.facebook.com/JanVanHelsingAmadeusVerlag/

Code 18:
Thema und in den Zellkern
Link https://pubmed.ncbi.nlm.nih.gov/34696485/

Code 19:
Thema menschlichen Zellen
Link https://pubmed.ncbi.nlm.nih.gov/33958444/

Code 20:
Thema Steigerung von Aborten, Fehl-, Miss- und Totgeburten
Link www.redvoicemedia.com/video/2022/10/alarming-stillbirth-data-irrefutable-evidence-the-vaccine-is-killing-my-patients-dr-thorp/

Code 21:
Thema DNA
Link https://straighttalkmd.libsyn.com/dna-contamination-discovered-in-moderna-and-pfizer-covid-19-vaccines-with-kevin-mckernan

Code 22:
Thema Bruchstücke eines Affenvirus (SV40)
Link www.urmc.rochester.edu/labs/dean/projects/nuclear-targeting-of-plasmids-and-protein-dna-comp.aspx

Code 23:
Thema interventionellem Studiendesign
Link www.gesundheitsforschung-bmbf.de/de/wie-funktionieren-klinische-studien-6877.php

Code 24:
Thema Grenzwert
Link www.impf-info.de/neben-wirkungen/titerbestimmungen/251-titerbestimmung-bei-der-hepatitis-b-impfung.html

Code 25:
Thema Toxoide
Link https://de.wikipedia.org/wiki/Toxoidimpfstoff

Code 26:
Thema Keuchhusten
Link www.ncbi.nlm.nih.gov/pmc/articles/PMC6130131/

Code 27:
Thema Lebendimpfung gegen Masern
Link www.impfen-info.de/impfempfehlungen/fuer-kinder-0-12-jahre/masern/#c8340

Code 28:
Thema SSPE
Link www.msdmanuals.com/de-de/heim/gesundheitsprobleme-von-kindern/virusinfektionen-bei-s%C3%A4uglingen-und-kindern/subakute-sklerosierende-panenzephalitis-sspe

Code 29:
Thema Max Theiler
Link https://de.wikipedia.org/wiki/Max_Theiler

Code 30:
Thema Ebola
Link www.dzif.de/de/forscher-entschluesseln-wirkung-von-ebola-impfstoff

Code 31:
Thema österreichischen Gesundheitsminister
Link https://report24.news/linke-zensurseite-mimikama-macht-sich-mit-impfung-geht-nicht-ins-blut-laecherlich/

Code 32:
Thema antikoagulierte Patienten können intramuskulär
Link www.rki.de/SharedDocs/FAQ/Impfen/AllgFr_Kontraindi/FAQ06.html

Code 33:
Thema intranasal (in die Nase)
Link www.deutsche-apotheker-zeitung.de/daz-az/1998/daz-29-1998/uid-3715

Code 34:
Thema Lymphknotentuberkulose
Link www.journalpulmonology.org/pt-bcgitis-in-children-articulo-S0873215914000026

Code 35:
Thema Impfstoff mit einem „Schussapparat"
Link www.ema.europa.eu/en/documents/product-information/intanza-epar-product-information_en.pdf

Code 36:
Thema intradermal
Link www.deutsche-apotheker-zeitung.de/daz-az/2005/daz-2-2005/uid-13261

Code 37:
Thema Pseudouridin
Link https://twitter.com/AnwaltUlbrich/status/1686750393458409473

Code 38:
Thema Schwankungsbreiten
Link https://europepmc.org/article/pmc/pmc7836001

Code 39:
Thema skandinavische Studie
Link https://onlinelibrary.wiley.com/doi/10.1111/apm.13294

Code 40:
Thema Reparaturenzyme
Link https://pubmed.ncbi.nlm.nih.gov/34696485/

Code 41:
Thema Teleskopierung
Link www.parlament.gv.at/gegenstand/XXVII/SNME/161204

Code 42:
Thema bereits dokumentierten Fälle
Link www.adrreports.eu/de/search_subst.html#

Code 43:
Thema Spike-Protein des ursprünglichen Wuhan-Stammes
Link https://de.wikipedia.org/wiki/Tozinameran

Code 44:
Thema Bereich der Haut
Link https://ledibelle.de/pages/mikrobiom-haut?shpxid=846c10a1-83ac-44c1-b85f-613cbb68ded4

Code 45:
Thema Escape-Mutationen
Link www.pharmazeutische-zeitung.de/escape-mutationen-machen-sorgen-123217/

Code 46:
Thema Erfolg sogenannter Booster-Impfungen
Link www.nzz.ch/feuilleton/medien/impf-luege-bei-den-corona-impfungen-wurde-zu-viel-versprochen-ld.1709634?reduced=true

Code 47:
Thema dürftige Schutzdauer
Link https://overton-magazin.de/top-story/wie-wirksam-sind-die-zugelassenen-covid-19-impfstoffe/

Code 48:
Thema Behinderung der Meldung von Nebenwirkungen
Link https://twitter.com/SHomburg/status/1697498099860529577/video/2

Code 49:
Thema rolling review
Link www.gelbe-liste.de/zulassung/rolling-review-ema

Code 50:
Thema beeindruckenden Arbeit
Link https://expose-news.com/2022/02/04/covid-vaccines-death-rates-higher-than-reported/

Code 51:
Thema Antibody-Dependent Enhancement“ (ADE)
Link www.chop.edu/centers-programs/vaccine-education-center/vaccine-safety/antibody-dependent-enhancement-and-vaccines

Code 52:
Thema Dengue-Impfungen
Link https://pubmed.ncbi.nlm.nih.gov/33194810/

Code 53:
Thema VITT
Link www.ncbi.nlm.nih.gov/pmc/articles/PMC8646430/

Code 54:
Thema V-AIDS
Link www.ncbi.nlm.nih.gov/pmc/articles/PMC9167431/

Code 55:
Thema Zunahme der Gürtelrose
Link www.ncbi.nlm.nih.gov/pmc/articles/PMC9192131/

Code 56:
Thema Sudden Adult Death Syndrome
Link bit.ly/4573oxw

Code 57:
Thema falsch positiven HIV-Tests
Link www.ncbi.nlm.nih.gov/pmc/articles/PMC10089928/

Code 58:
Thema menschlichen Leberzellen
Link https://pubmed.ncbi.nlm.nih.gov/33958444/

Code 59:
Thema bis zu 30%
Link https://straighttalkmd.libsyn.com/dna-contamination-discovered-in-moderna-and-pfizer-covid-19-vaccines-with-kevin-mckernan

Code 60:
Thema Eierstöcke
Link www.sciencedirect.com/science/article/abs/pii/S0890623821000861

Code 61:
Thema künstlichen Gebärmutter
Link www.news-medical.net/health/The-Pros-and-Cons-of-Artificial-Wombs.aspx

Code 62:
Thema CRISPR-Cas
Link https://crisprtx.com/gene-editing/crispr-cas9

Code 63:
Thema Bereich des Zellkerns
Link https://pubmed.ncbi.nlm.nih.gov/34696485/

Code 64:
Thema alles bisher Dagewesene
Link https://pesquisa.bvsalud.org/global-literature-on-novel-coronavirus-2019-ncov/resource/pt/covidwho-2085743

Code 65:
Thema Indikationserweiterung auf weitere Altersgruppen
Link www.pei.de/DE/newsroom/hp-meldungen/2021/211129-eu-kommission-genehmigt-indikationserweiterung-comirnaty-5-jahre.html

Code 66:
Thema Impfpflichtgesetz
Link www.parlament.gv.at/dokument/XXVII/ME/164/fname_1024580.pdf

Code 67:
Thema Verbrechen gegen die Menschlichkeit
Link https://weltwoche.ch/daily/verbrechen-gegen-die-menschheit-expertenteam-hat-tausende-von-pfizer-dokumenten-durchleuchtet-das-ergebnis-ist-erschuetternd/

Code 68:
Thema einrichtungsbezogene Impfpflicht
Link bit.ly/461RcPQ

Code 69:
Thema üblicherweise nur 5-6% der Nebenwirkungen
Link https://science.orf.at/stories/3206228/

Code 70:
Thema weisungsgebundene Staatsanwaltschaften
Link https://de.wikipedia.org/wiki/Staatsanwaltschaft_(Deutschland)

Code 71:
Thema EudraVigilance
Link www.ema.europa.eu/en/human-regulatory/research-development/pharmacovigilance/eudravigilance/access-eudravigilance-data

Code 72:
Thema *„Schütze Dich, schütze andere."*
Link www.baden-wuerttemberg.de/de/service/alle-meldungen/meldung/pid/mit-einer-impfung-schuetzen-sie-sich-und-andere/

Code 73:
Thema Mitschuld am Tod
Link www.stern.de/politik/deutschland/impfarzt-kritisiert-draengler---dann-traegt-man-eine-mitschuld-am-tod-der-anderen--30491150.html

Code 74:
Thema zwangen damit ihre Kunden
Link www.aerzteblatt.de/nachrichten/126376/Zutritt-nur-fuer-Geimpfte-und-Genesene-Wie-die-Regeln-im-Ausland-sind

Code 75:
Thema Ärzten
Link www.praxisformulare.de/corona-aufkleber-hinweis-zutritt-nur-fuer-geimpfte

Code 76:
Thema Kirchen
Link www.katholisch.de/artikel/31977-wiener-dompfarrer-habe-kein-mitleid-mit-ungeimpften

Code 77:
Thema vorzeitig eine Vollzulassung
Link www.merkur.de/welt/biontech-corona-impfstoff-moderna-zulassungen-mrna-vakzine-91359994.html

Code 78:
Thema Entblindung der Studiengruppen
Link www.zentrum-der-gesundheit.de/news/gesundheit/covid-19/corona-impfstoff-studie

Code 79:
Thema Nürnberger Kodex
Link https://de.wikipedia.org/wiki/N%C3%BCrnberger_Kodex

Code 80:
Thema Anklagen
Link www.parlament.gv.at/gegenstand/XXVII/SNME/170968

Code 81:
Thema Impfung ist sicher und wirkt
Link www.falter.at/seuchenkolumne/20230708/schwurbler-aufgemerkt-covid-19-impfstoffe-sind-sicher

Code 82:
Thema Diese Impfstoffe sind gleich gut, wenn nicht besser getestet als alle bisherigen und somit unbedenklich
Link www.helios-gesundheit.de/magazin/corona/news/13-corona-impf-mythen-im-faktencheck/

Code 83:
Thema uneingeschränkt Schwangeren zu empfehlen
Link www.infektionsschutz.de/coronavirus/schutzimpfung/impfung-bei-schwangeren-und-stillenden/

Code 84:
Thema unlautere Maßnahmen
Link www.tagesspiegel.de/politik/die-kuriosesten-impfaktionen-aus-aller-welt-8000680.html

Code 85:
Thema Komplikationen und auch Todesfälle
Link www.ema.europa.eu/en/human-regulatory/research-development/pharmacovigilance/eudravigilance/access-eudravigilance-data

Code 86:
Thema Immunisierungsstatus der Mitarbeiter
Link www.baden-wuerttemberg.datenschutz.de/abfrage-gesundheitsdaten-arbeitgeber/

Code 87:
Thema Einrichtungen des Gesundheitswesens
Link www.praxisformulare.de/corona-aufkleber-hinweis-zutritt-nur-fuer-geimpfte

Code 88:
Thema gesunde Personen
Link https://gesund.bund.de/icd-code-suche/z28

Code 89:
Thema unterschiedliche Angaben
Link https://sciencetaskforce.ch/policy-brief/schutzdauer-nach-einer-covid-19-impfung-oder-einer-uberstandenen-infektion/

Code 90:
Thema Janine Small
Link www.youtube.com/watch?v=J6Vbl8gOnUM

Code 91:
Thema Komplikationen in der Armee
Link www.al.com/news/2021/11/alabama-based-army-surgeon-says-she-warned-of-covid-vaccine-injuries-was-ignored.html

Code 92:
Thema Anzeigen durch Herrn Pascal Najadi
Link https://weltwoche.ch/daily/berset-in-bedraengnis-strafanzeige-wegen-impf-luege-ein-neuer-zeuge-belastet-den-bundesrat/

Code 93:
Thema Rechtsanwalt Philipp Kruse
Link www.medinside.ch/covid-%C2%ABimpfopfer%C2%BB-reichen-strafanzeige-gegen-swissmedic-und-arzte-ein-20221114

Code 94:
Thema Indian Bar Association
Link www.thedesertreview.com/opinion/columnists/indian-bar-association-sues-who-scientist-over-ivermectin/article_f90599f8-c7be-11eb-a8dc-0b3cbb3b4dfa.html

Code 95:
Thema Josh Guetzkow
Link https://threadreaderapp.com/thread/1658421192326365185.html

Code 96:
Thema Anzeige
Link www.mwgfd.org/2023/07/strafanzeige-gegen-die-bundesregierung-wegen-hochverrats-am-deutschen-volk/

Code 97:
Thema Gesetz zur Anwendung
Link www.rtr.at/medien/presse/pressemitteilungen/Presseinformationen_2023/PI01022023KOA_Bescheid_RedBull_ServusTV.html

Code 98:
Thema 5-6% der Nebenwirkungen
Link https://science.orf.at/stories/3206228/

Code 99:

Thema Deutsche Gesellschaft für Pneumologie und Beatmungsmedizin

Link https://pneumologie.de/covid-19/empfehlungen/Post_Long_Covid_Reha

Code 100:

Thema Gremien in Großbritannien

Link www.nhs.uk/conditions/covid-19/long-term-effects-of-covid-19-long-covid/

Code 101:

Thema CDC

Link www.cdc.gov/coronavirus/2019-ncov/long-term-effects/index.html

Code 102:

Thema über drei Monate

Link https://impfentscheidung.online/mrna-aktivitat-covid-19-impfstoffe-rki-loescht-stillschweigend/

Code 103:

Thema noch Wochen nach der Verabreichung

Link https://pubmed.ncbi.nlm.nih.gov/36647776/

Code 104:

Thema die Immunhistochemie

Link www.antikoerper-online.de/resources/17/1216/immunhistochemie-ihc/

Code 105:

Thema Nobelpreis

Link www.sciencedirect.com/science/article/pii/S2052297521000883

Code 106:
Thema zirka zehn Jahren
Link www.ncbi.nlm.nih.gov/pmc/articles/PMC6277121/

Code 107:
Thema hochwertige Studien
Link https://covid19criticalcare.com/latest-peer-reviewed-research-ivm-reduces-covid-19-mortality-rate-by-92/

Code 108:
Thema spezifische Wirksamkeit von Ivermectin
Link www.youtube.com/watch?v=fR4jEvuoF6I

Code 109:
Thema Therapie
Link https://covid19criticalcare.com/protocol/i-recover-post-vaccine-treatment/

Code 110:
Thema ketogene Diät
Link www.youtube.com/watch?app=desktop&v=ZI82T-nCswo

Code 111:
Thema Nattokinase
Link www.jpands.org/vol28no3/mccullough.pdf

Code 112:
Thema Apherese
Link www.dgfn.eu/stellungnahmen-details/apheresetherapie-bei-patientinnen-und-patienten-mit-long-post-covid-syndrom.html

Code 113:
Thema FLCCC Alliance
Link https://covid19criticalcare.com/

Code 114:
Thema Meldepflicht
Link https://impfentscheidung.online/meldepflicht-harmloser-erreger/

Code 115:
Thema RKI
Link www.rki.de/DE/Content/Infekt/EpidBull/Merkblaetter/Ratgeber_RSV.html

Code 116:
Thema Zuhilfenahme jener Maßnahmen
Link www.researchgate.net/publication/356172224_Bio-Psycho-Terrorism_an_aggressive_behavior_of_health_personnel_during_the_Covid-19_pandemic

Code 117:
Thema spezifische Chargen
Link bit.ly/3rlxbVz

Code 118:
Thema digital services act
Link https://lmy.de/jUH

Code 119:
Thema New World Order
Link www.weforum.org/focus/the-great-reset

Code 120:
Thema „unproblematisch und nicht meldepflichtig“
Link https://amadeus-verlag.de/aktuelles/dr.-martin-haditsch/unproblematisch-und-nicht-meldepflichtig

Code 121:
Thema Aktuelles von Dr. Haditsch
Link https://amadeus-verlag.de/aktuelles/dr.-martin-haditsch/

Code 122:
Thema Interview mit Dr. Ronald Bucher
Link https://amadeus-verlag.de/aktuelles/dr.-martin-haditsch/interview-dr.-bucher

Code 123:
Thema Übersterblichkeit
Link https://correlation-canada.org/covid-19-vaccine-associated-mortality-in-the-Southern-Hemisphere/

Code 124:
Thema YouTube-Kanal Dr. Martin Haditsch
Link www.youtube.com/channel/UCXgusTRtGbCZKW8Yc0T9vfQ

Quellen Zitatenliste

1. www.derstandard.at/story/2000126000156/die-wurzeln-der-impfverweigerer
2. https://ich-habe-mitgemacht.at/liste/nach-person/1499-impf-verweigerer-virtuell-abknallen.html
3. https://ich-habe-mitgemacht.at/liste/nach-person/1701-deutsches-gericht-verurteilt-holocaust-ueberlebende-85-zu-zwangsimpfung.html
4. https://ich-habe-mitgemacht.at/liste/nach-person/1571-sollen-wir-fortan-mit-der-angst-leben-dass-ein-impfverweigerer-gerade-am-nebentisch-sitzt.html)
5. https://ich-habe-mitgemacht.at/liste/nach-person/1132-gerechtigkeit-fuer-geimpfte.html
6. https://ich-habe-mitgemacht.at/liste/nach-person/58-verantwortlichkeiten-koennten-auch-mal-umgedreht-und-nach-dem-verursacherprinzip-die-eigentlichen-pandemietreiber-an-den-gesamtkosten-beteiligt-werden-ein-anfang-koennte-die-beteiligung-der-ungeimpften-an-kosten-der-eigenen-krankenhausversorgung-sein.html)
7. https://ich-habe-mitgemacht.at/liste/nach-person/1217-die-behauptung-die-corona-impfstoffe-seien-gefaehrlich-widerspricht-schliesslich-allen-erkenntnissen-der-wissenschaft.html
8. https://ich-habe-mitgemacht.at/liste/nach-person/990-dringende-empfehlung-des-br-filmt-nur-noch-geimpfte-protagonisten.html)
9. https://ich-habe-mitgemacht.at/liste/nach-person/236-die-impfverweigerer-verursachen-freiheitseinschraenkungen-und-wirtschaftlichen-schaden-fuer-alle.html
10. https://ich-habe-mitgemacht.at/liste/nach-person/293-gesundheitsoekonom-befuerwortet-extra-steuer-fuer-impf-verweigerer.html
11. https://ich-habe-mitgemacht.at/liste/nach-person/1052-wie-viele-menschenleben-darf-es-kosten-ohne-maske-vor-dem-joghurtregal-im-supermarkt-zu-stehen.html
12. https://ich-habe-mitgemacht.at/liste/nach-person/1323-fuer-die-ungeimpften-kann-es-aufwaendig-und-teuer-werden.html
13. https://ich-habe-mitgemacht.at/liste/nach-person/1492-impfgegner-sind-staatsfeinde-ich-krepier-an-diesen-kanaillen.html

14. https://ich-habe-mitgemacht.at/liste/nach-person/955-klare-kante-spoe-politiker-will-14-tage-haft-fuer-ungeimpfte.html
15. https://ich-habe-mitgemacht.at/liste/nach-person/891-bewaffnete-hilfssheriffs-sollen-corona-verordnung-durchsetzen.html
16. https://ich-habe-mitgemacht.at/liste/nach-person/30-moege-die-gesamte-republik-mit-dem-finger-auf-sie-zeigen.html
17. https://ich-habe-mitgemacht.at/liste/nach-person/1579-heute-ist-so-ein-tag-an-dem-ich-jedem-freiwillig-ungeimpften-gern-kommentarlos-aufs-maul-hauen-wuerde.html
18. https://ich-habe-mitgemacht.at/liste/nach-person/1510-buergermeister-will-ungeimpfte-schonungslos-anzeigen.html
19. https://ich-habe-mitgemacht.at/liste/nach-person/180-was-die-ratten-in-der-pest-waren-sind-kinder-zurzeit.html
20. https://ich-habe-mitgemacht.at/liste/nach-person/75-wird-waffengebrauch-angedroht.html
21. https://ich-habe-mitgemacht.at/liste/nach-person/820-flammenwerfer-gibts-a-no.html
22. https://ich-habe-mitgemacht.at/liste/nach-person/728-mehr-diktatur-wagen.html
23. https://ich-habe-mitgemacht.at/liste/nach-person/1462-sind-die-intensivstationen-voll-muessen-ungeimpfte-hinten-anstehen.html
24. https://ich-habe-mitgemacht.at/liste/nach-person/1445-sie-sind-corona-schwurbler-und-denken-quer-dann-bleibt-ihr-kaffeebecher-leer.html
25. https://ich-habe-mitgemacht.at/liste/nach-person/41-droht-die-stadt-ulm-waffengebrauch-an.html
26. https://ich-habe-mitgemacht.at/liste/nach-person/154-polizei-soll-2g-kontaktbeschraenkungen-auch-zu-hause-ueberpruefen.html
27. https://ich-habe-mitgemacht.at/liste/nach-person/467-bundeswehr-sucht-impfverweigerer-in-eigenen-reihen-und-leitet-disziplinarverfahren-ein.html
28. https://ich-habe-mitgemacht.at/liste/nach-person/705-dgb-entlaesst-mitarbeiterin-mit-schwerbehinderung-im-streit-um-corona-impfung.html
29. https://ich-habe-mitgemacht.at/liste/nach-person/1660-melden-petzen-anschwaerzen-erzaehle-es-der-lehrerin-wenn-keiner-zuhoert.html
30. https://ich-habe-mitgemacht.at/liste/nach-person/1651-corona-leugner-berufsrechtliche-folgen-fuer-aerztinnen-und-aerzte.html
31. https://ich-habe-mitgemacht.at/liste/nach-person/319-wer-die-impfung-ablehnt-muss-auf-eine-behandlung-im-krankenhaus-verzichten.html

32. https://ich-habe-mitgemacht.at/liste/nach-person/251-ungeimpfte-sollen-gar-nicht-feiern.html
33. https://ich-habe-mitgemacht.at/liste/nach-person/799-drosten-covid-19-in-erster-linie-eine-krankheit-der-ungeimpften.html
34. https://ich-habe-mitgemacht.at/liste/nach-person/37-eigentlich-rechtswidrig-in-oesterreich-zu-wohnen-und-nicht-geimpft-zu-sein.html
35. https://ich-habe-mitgemacht.at/liste/nach-person/862-ich-wuerde-hier-nicht-von-einer-impfpflicht-sondern-von-einem-berufsausuebungserfordernis-sprechen.html
36. https://ich-habe-mitgemacht.at/liste/nach-person/1615-wenn-ihr-unvorsichtig-seid-riskiert-ihr-die-arbeitsplaetze-eurer-eltern-oder-eure-eigene-wirtschaftliche-zukunft.html
37. https://ich-habe-mitgemacht.at/liste/nach-person/1091-deine-party-ist-omas-tod.html
38. https://ich-habe-mitgemacht.at/liste/nach-person/911-postfach-fuer-corona-verstoesse.html
39. https://ich-habe-mitgemacht.at/liste/nach-person/807-impfe-deinen-naechsten-wie-dich-selbst.html
40. https://ich-habe-mitgemacht.at/liste/nach-person/1062-ministerin-nancy-faeser-stellt-corona-demos-infrage.html
41. https://ich-habe-mitgemacht.at/liste/nach-person/49-klappe-halten-impfen-lassen-v.html
42. https://ich-habe-mitgemacht.at/liste/nach-person/429-mobbing-ungeimpfter-schueler-vielleicht-zu-akzeptieren.html
43. https://ich-habe-mitgemacht.at/liste/nach-person/1120-wir-ueberzeugen-nur-mit-diskriminierung.html
44. https://ich-habe-mitgemacht.at/liste/nach-person/283-wer-nicht-geimpft-ist-gehoert-nicht-dazu.html
45. https://ich-habe-mitgemacht.at/liste/nach-person/1212-ich-ging-ja-eigentlich-zum-impfen-doch-ploetzlich-fand-ich-mich-in-einem-heiligen-moment-wieder.html
46. https://ich-habe-mitgemacht.at/liste/nach-person/517-warum-mich-ungeimpfte-wuetend-machen.html
47. https://ich-habe-mitgemacht.at/liste/nach-person/1699-aber-das-argument-man-duerfe-niemanden-diskriminieren-und-sollte-die-gesellschaft-nicht-spalten-gilt-nicht.html

48. https://ich-habe-mitgemacht.at/liste/nach-person/620-dating-studie-keine-liebe-zwischen-geimpften-und-ungeimpften.html
49. https://ich-habe-mitgemacht.at/liste/nach-person/859-konkret-geht-es-um-einen-notwendigen-hauteinstich.html
50. https://ich-habe-mitgemacht.at/liste/nach-person/1640-aushang-mit-namen-und-fotos-ungeimpfter-mitarbeiter.html
51. https://ich-habe-mitgemacht.at/liste/nach-person/535-politik-fordert-markierungspflicht-fuer-ungeimpfte-pfleger.html
52. https://ich-habe-mitgemacht.at/liste/nach-person/883-uni-kurse-nicht-mehr-fuer-ungeimpfte.html
53. https://ich-habe-mitgemacht.at/liste/nach-person/1089-csu-landrat-verbietet-ungeimpften-eltern-das-betreten-von-kitas.html
54. https://ich-habe-mitgemacht.at/liste/nach-person/11-ihr-seid-jetzt-raus-aus-dem-gesellschaftlichen-leben.html
55. https://ich-habe-mitgemacht.at/liste/nach-person/486-wir-wollen-impf-und-personalausweis-zusammenfuehren.html
56. https://ich-habe-mitgemacht.at/liste/nach-person/350-holetschek-fuer-malus-bei-krankenversicherung.html
57. https://ich-habe-mitgemacht.at/liste/nach-person/1296-eine-diskriminierung-der-impfverweigerer-ist-gerechtfertigt.html
58. https://ich-habe-mitgemacht.at/liste/nach-person/1482-fuer-triage-nach-impfstatus.html
59. https://ich-habe-mitgemacht.at/liste/nach-person/102-impfen-ist-gelebte-liebe-zu-gott.html
60. https://ich-habe-mitgemacht.at/liste/nach-person/636-impfen-macht-frei.html
61. https://ich-habe-mitgemacht.at/liste/nach-person/754-auf-grobe-kloetze-mein-grober-keil.html
62. https://ich-habe-mitgemacht.at/liste/nach-person/555-empfehlung-privat-kontakt-nur-mit-geimpfte-2.html
63. https://ich-habe-mitgemacht.at/liste/nach-person/601-herzkrankes-kind-darf-nicht-in-frankfurt-operiert-werden-weil-die-eltern-ungeimpft-sind.html)
64. https://ich-habe-mitgemacht.at/liste/nach-person/536-wenn-es-mit-zuckerbrot-nicht-geht-muss-die-peitsche-ran.html
65. https://ich-habe-mitgemacht.at/liste/nach-person/999-gleich-wie-im-freundeskreis-wo-viele-sich-auch-lieber-mit-den-geimpften-als-mit-den-

ungeimpften-freunden-treffen-werden-arbeitgeber-die-geimpften-bevorzugen.html
66. https://ich-habe-mitgemacht.at/liste/nach-person/164-sachsen-hat-knapp-zwei-dutzend-zimmer-in-psychiatrischen-kliniken-freigeraeumt.html
67. https://ich-habe-mitgemacht.at/liste/nach-person/1575-wissenschaftler-vergleicht-massnahmenkritik-mit-sklaverei-und-vergewaltigung.html
68. https://ich-habe-mitgemacht.at/liste/nach-person/26-ob-wir-nicht-das-regime-aendern-muessen-sodass-harte-eingriffe-in-die-buergerfreiheiten-moeglich-werden.html
69. https://ich-habe-mitgemacht.at/liste/nach-person/1463-sex-ist-geil-aber-ich-habe-heute-kinderimpfstoff-bestellt-das-topt-fast-alles.html
70. https://ich-habe-mitgemacht.at/liste/nach-person/562-aber-man-haette-doch-mal-ein-halbes-jahr-totalitaer-sein-koennen-oder.html
71. https://ich-habe-mitgemacht.at/liste/nach-person/428-auch-kinder-und-jugendliche-haben-eine-verantwortung-fuer-die-gesamtgesellschaft.html
72. https://ich-habe-mitgemacht.at/liste/nach-person/437-daher-muss-es-fuer-impfverweigerer-eine-freistellung-von-ihrem-job-in-form-eines-unbezahlten-urlaubs-geben.html
73. https://ich-habe-mitgemacht.at/liste/nach-person/1700-wir-impfen-nach-stiko-aber-auch-auf-wunsch-gegen-empfehlung-der-stiko.html
74. https://ich-habe-mitgemacht.at/liste/nach-person/1275-ich-wueschen-allen-geimpften-ein-frohes-neues-jahr.html
75. https://ich-habe-mitgemacht.at/liste/nach-person/1403-einmal-mit-wasserwerfer-bisschen-einnaessen-und-aus-ist-der-spuk.html
76. https://ich-habe-mitgemacht.at/liste/nach-person/120-jeder-desinfektionsspender-ist-ein-ort-der-naechstenliebe.html
77. https://ich-habe-mitgemacht.at/liste/nach-person/689-entweder-gibt-es-fuer-euch-schwurbler-irgendwo-gaskammern.html
78. https://ich-habe-mitgemacht.at/liste/nach-person/1619-ein-buch-auf-einer-bank-lesen-ist-nicht-erlaubt.html
79. https://ich-habe-mitgemacht.at/liste/nach-person/645-an-ihrem-lockdown-sind-die-ungeimpften-komplett-selbst-schuld.html
80. https://ich-habe-mitgemacht.at/liste/nach-person/638-aber-gut-ich-mein-er-haette-sich-ja-auch-impfen-lassen-koennen.html)
81. https://ich-habe-mitgemacht.at/liste/nach-person/819-fuehrerschein-entzug-fuer-ungeimpfte.html

82. https://ich-habe-mitgemacht.at/liste/nach-person/818-lasst-uns-impfverweigerer-mit-dem-blasrohr-jagen-waidmanns-heil.html
83. https://ich-habe-mitgemacht.at/liste/nach-person/66-gerne-bis-zur-beugehaft.html
84. https://ich-habe-mitgemacht.at/liste/nach-person/909-leute-die-gegen-die-corona-diktatur-und-zugleich-fuer-die-moerderische-putin-diktatur-demonstrieren-sind-dumme-sautrotteln.html
85. https://ich-habe-mitgemacht.at/liste/nach-person/817-staatsverweigerer-und-neofaschisten-die-in-unseren-staedten-herum-spazieren.html
86. https://ich-habe-mitgemacht.at/liste/nach-person/1539-fuer-besucher-innen-ab-6-jahren-gilt-die-2g-regel.html
87. https://ich-habe-mitgemacht.at/liste/nach-person/1291-welche-regeln-urlauber-kennen-sollten-fahrt-nicht-in-urlaub.html
88. https://ich-habe-mitgemacht.at/liste/nach-person/260-und-jenen-mit-nur-einer-einfachen-impfung-nicht-mehr-gestatten-in-den-urlaub-zu-fahren.html
89. https://ich-habe-mitgemacht.at/liste/nach-person/515-kinderschutzschutzbund-beklagt-scheitern-der-impfpflicht.html
90. https://ich-habe-mitgemacht.at/liste/nach-person/132-impfen-ist-naechstenliebe.html
91. https://ich-habe-mitgemacht.at/liste/nach-person/852-wer-das-covid-zertifikat-bekaempft-kaempft-nicht-fuer-die-freiheit.html
92. https://ich-habe-mitgemacht.at/liste/nach-id/1389-die-pandemie-haette-deutlich-weniger-opfer-kosten-koennen-waere-die-politik-nicht-vor-diesem-pack-eingeknickt.html
93. https://ich-habe-mitgemacht.at/liste/nach-id/1383-zuercher-schule-koedert-ungeimpfte-mit-iphone-12.html
94. https://ich-habe-mitgemacht.at/liste/nach-id/1400-world-peace-day-maskengegner-sind-ausdruecklich-ausgenommen.html
95. https://ich-habe-mitgemacht.at/liste/nach-person/1459-wir-haben-es-mittlerweile-mit-einer-pandemie-der-ungeimpften-zu-tun.html
96. https://ich-habe-mitgemacht.at/liste/nach-person/780-die-ungeimpften-sind-zu-einer-wahnsinnigen-belastung-der-geimpften-geworden.html
97. https://www.heute.at/s/spoe-aussperren-von-ungeimpften-wird-nicht-reichen-100172185

Bildquellenverzeichnis

(1) www.youtube.com/watch?v=gNFeo5oOuJA, Screenshot
(2) https://de.wikipedia.org/wiki/Klaus_P%C3%BCschel#/media/Datei:Klaus_P%C3%BCschel_NLD_Hannover_Vortrag.jpg; Axel Hindemith, CC BY 3.0
(3) www.youtube.com/watch?v=O-b21Z7GXs4, Screenshot
(4) https://de.wikipedia.org/wiki/Immunsystem#/media/Datei:Immunantwort_1.png; Sciencia58, Domdomegg, Fæ, Petr94, Manu5; CC BY-SA 4.0
(5) www.agefotostock.com – BSI-0791902
(6) https://de.wikipedia.org/wiki/Reverse_Transkriptase#/media/Datei:Reverse_transcriptase_3KLF_labels.png; Thomas Splettstoesser, www.scistyle.com; CC BY-SA 3.0
(7) Martin Haditsch
(8) https://pixabay.com/de/photos/ebola-isolation-infektion-virus-549471/
(9) www.youtube.com/watch?v=y2lhmSCunrI, Screenshot
(10) https://de.wikipedia.org/wiki/Masern; Bonthius D, Stanek N, Grose C/CDC
(11) https://de.wikipedia.org/wiki/Polioimpfstoff; USAID Bangladesh
(12) www.sciencedirect.com/science/article/abs/pii/S0168365912000892
(13) https://de.wikipedia.org/wiki/2G-Regel#/media/Datei:2G-Hinweisschild_bei_OLYMP&HADES_20211222_122529.jpg; PantheraLeo1359531; CC BY 4.0
(14) https://backend.servustv.com/tachyon/sites/12/2021/06/FO-235V69QT5BH11-stv_cover_landscape.jpg
(15) https://en.wikipedia.org/wiki/Biological_warfare#/media/ File:WMD_world_map.svg; Fastfission; CC BY-SA 3.0
(16) www.shutterstock.com/image-photo/food-rich-ellagic-acid-sources-chemical-2218421579
(17) www.shutterstock.com/de/image-photo/representative-soybean-fermented-food-natto-1700247610
(18) www.shutterstock.com/image-photo/dry-willow-salix-sp-bark-this-593554808
(19) https://de.wikipedia.org/wiki/Klaus_Schwab#/media/Datei:Meet_the_Leader_with_Professor_Schwab_(48165514411)_(cropped).jpg; Meet the Leader with Professor Schwab; CC BY 2.0

WENN DAS DIE PATIENTEN WÜSSTEN

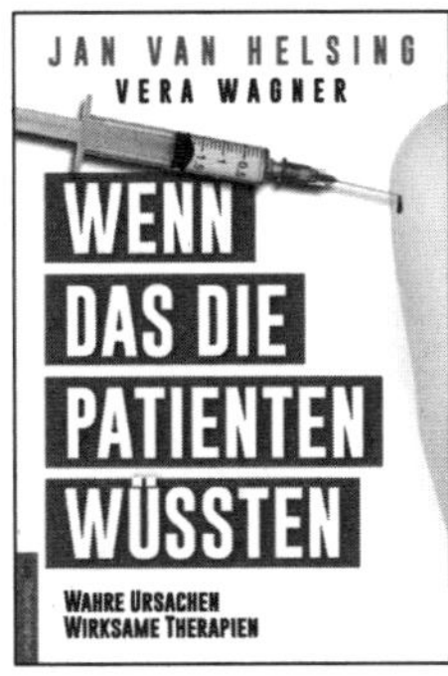

Vera Wagner Jan van Helsing

Geld oder Gesundheit? Mensch oder Fallpauschale? Worum geht es in unserem Gesundheits-System? Warum sterben immer noch unendlich viele Menschen elend an Krebs, der Krankheit, deren konventionelle Behandlung horrende Summen verschlingt? Weil die wahren Ursachen das medizinische Establishment nur selten interessieren. Weil es bei der konventionellen Krebstherapie nicht um Heilung, sondern ums Geld geht, das ist die perfide Regel, nach der dieses System funktioniert. Bestimmte Dinge laufen nach dem immer gleichen Prinzip ab: Jemand entdeckt eine Krankheitsursache oder entwickelt eine vielversprechende Heilmethode, das Wissenschafts-Establishment will nichts davon wissen. Den Patienten bleibt nichts anderes übrig, als sich selbst auf die Suche zu machen nach wahren Ursachen und wahren Heilern. Sie finden sie oft in einer Welt jenseits des medizinischen Mainstreams, einer Welt, in der von Schulmedizinern aufgegebene Patienten die Chance auf ein zweites Leben bekommen.

ISBN 978-3-938656-75-4 • 25,00 Euro

GRÜNLAND

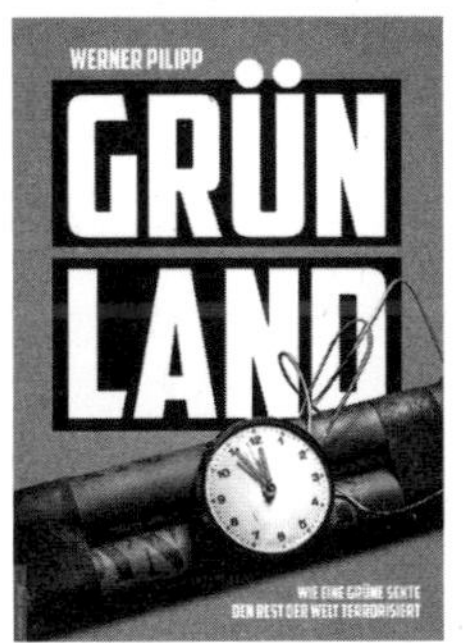

Werner Pilipp

Für den normalen Bürger ist unsere Politik kaum mehr zu ertragen. Sind die denn alle bekloppt? Dass junge Klimakleber sich vor einen ideologischen Karren spannen lassen, weil sie es nicht besser wissen, ist das Eine. Doch was ist mit unseren Akademikern, mit den Wissenschaftlern? Die Klimadiskussion ist völlig absurd, ebenso wie unsere derzeitige Migrationspolitik, das leidige Impf-Thema oder das großkotzige Verhalten gegenüber Russland oder China, von denen wir wirtschaftlich abhängig sind. Wir verschulden uns für Länder, die laut Außenministerin Baerbock „hunderttausende Kilometer von uns entfernt" sind, das Verbrennerverbot nimmt uns unsere Mobilität, und das Verbot von Öl- oder Gasheizungen lässt uns im Kalten sitzen. Firmensterben oder -abwanderung sowie hohe Strom- und Heizpreise verarmen die Menschen noch weiter. Und was macht unsere Politik? Gender-Gaga, LGBTQ+-Wahnsinn, jährlich möglicher Geschlechterwechsel, Rassismuswahn, immer einschneidendere Bürgerentrechtung usw. Doch wer steuert das alles? Wer bestimmt, dass überall das Gleiche propagiert und Widerspruch nicht toleriert wird? Werner Pilipp hat in diesem Buch extrem detailliert aufgeführt, welche Interessensgruppen diesen Trend wollen, wem unsere Politiker eifrig dienen, welchen Kartellen fast alle Medien und TV-Sender gehören und was ihr wahres Endziel ist.

ISBN 978-398562-012-8 • 33,00 Euro

ISS RICHTIG ODER STIRB

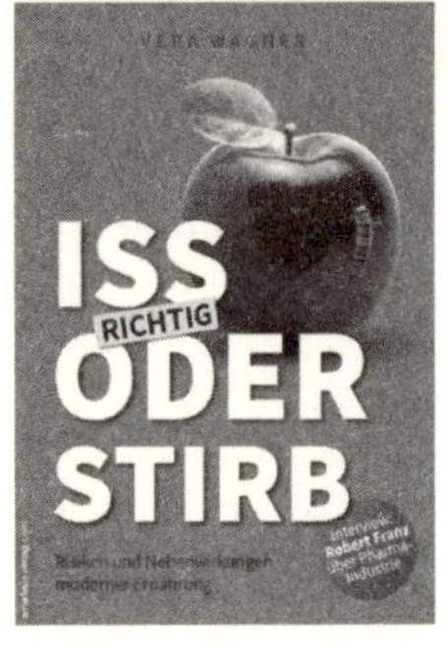

Vera Wagner

Von der Wiege bis zum Pflegebett, von der Babymilch bis zum Menü im Heim: Big Food konditioniert unseren Geschmack. Macht uns krank mit Zucker, Salz und Fett. Vergiftet uns mit toxischen Zusätzen und in High-Tech-Laboren zusammengebrauten Aromen. Und bringt damit viele Menschen ins Grab. Die Nahrung ist für die meisten Todesopfer weltweit verantwortlich, sagt die WHO – und kollaboriert hinter den Kulissen mit den Food-Konzernen. Diejenigen, die Ernährung kontrollieren müssten, haben die Kontrolle abgegeben. Früher wäre es strafbar gewesen, Erdbeergeschmack aus Sägespänen herzustellen. Heute ist es legal.

Die Zeit des Umbruchs ist gekommen, auch beim Thema Ernährung. Ernährungswissenschaftler fordern: Der Grad der industriellen Verarbeitung sollte auf Produkten angegeben werden. Doch wie lange wird es dauern, bis das umgesetzt ist? Sie haben nur eine Chance: Sie müssen die Sache selbst in die Hand nehmen!

ISBN 978-3-938656-57-3 • 24,00 Euro

HANDBUCH FÜR GÖTTER

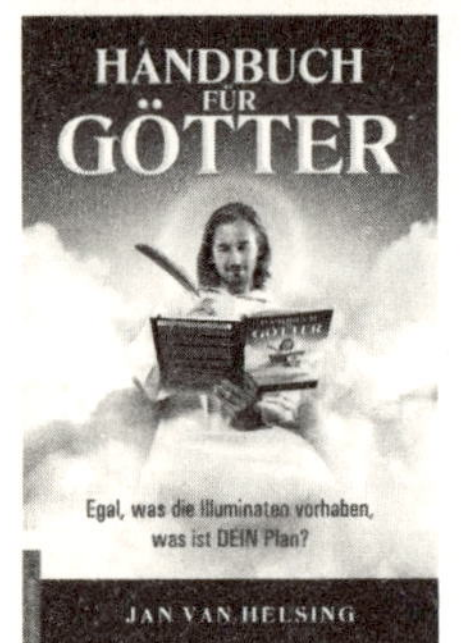

Jan van Helsing

Egal, was die Illuminaten vorhaben, was ist DEIN Plan?

In diesem Buch spricht Jan van Helsing, der bereits im August 2019 über den Corona-Plan informiert war, mit Johannes, einem Hellsichtigen, der sozusagen einen guten „Draht nach oben" hat. Beide gehen der Frage nach, wieso die Mächtigen dieser Welt – die Illuminaten –, die hinter all diesen Szenarien stecken, eine solche Angst haben, dass ihre Machenschaften auffliegen, dass sie deswegen Videos, Bücher sowie Menschen auf dem gesamten Globus zensieren. Wovor haben sie Angst? Die Illuminaten kennen ein Geheimnis, das sie ganz schnell ihrer eigenen Macht berauben würde – hätten die Menschen Kenntnis davon. Es ist etwas, das in jedem von uns verborgen ist, weshalb man uns durch eine gigantische Ablenkungsindustrie davon abhält, uns auf die Suche nach diesem Geheimnis zu machen. Das „Handbuch für Götter" zeigt Möglichkeiten auf, wie jeder Einzelne diese Kraft entdecken und im täglichen Leben zum Einsatz bringen kann.

ISBN 978-3-938656-64-8 • 21,00 Euro

KLIMATERROR

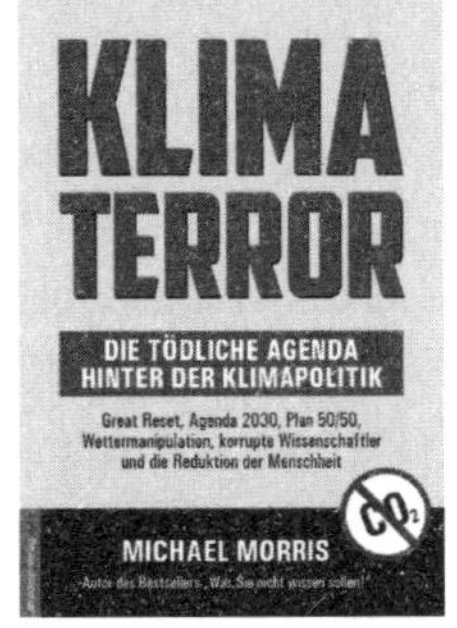

Michael Morris

Im Namen des „Klimas" wird alles zerstört, was Generationen vor uns aufgebaut haben. Ahnungslose Klima-Aktivisten sind nur Statisten in einer Inszenierung, die als militärische Operation in den 1940er-Jahren begann und heute von den US-Multimilliardären hinter der Klima-Agenda zu einem immensen Geschäftsmodell ausgebaut wurde. Michael Morris deckt in seinem neuen Buch auf, dass der weltweit propagierte „Klimawandel" nichts mit dem von den Menschen ausgestoßenen CO_2 oder mit Umweltschutz oder dem Retten des Planeten zu tun hat. Etwas viel, viel Größeres steckt dahinter. Der Autor zeigt die Zusammenhänge zwischen Geo-Engineering, Wettermodifikation, der Agenda 2030, dem European Green Deal und dem Plan 50/50, der neuen Eugenik und der drastischen Reduktion der Weltbevölkerung. Und wieso baut die reiche Elite unterirdische Städte? Weil sie Kenntnis hat von einem alle 12.000 Jahre stattfindenden Kataklysmus, der gravierende Veränderungen bringen wird: Vulkanausbrüche, Erdbeben und Wetterextreme.

ISBN 978-398562-015-9 • 21,00 Euro

ES IST KRIEG

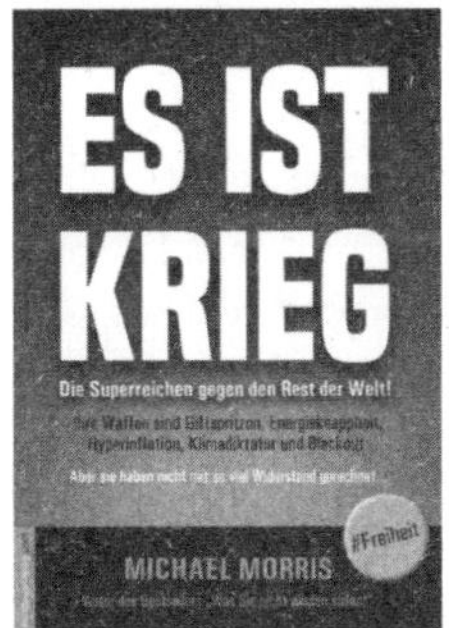

Michael Morris

Die Superreichen gegen den Rest der Welt!

Wir befinden uns in jener Zeit, die künftig vielleicht als die Endschlacht um das Überleben der Menschheit in die Geschichtsbücher eingehen wird, und der Ausgang dieses Krieges ist ungewiss. • Die vermeintliche „Corona-Impfung" zerstört das Immunsystem der Geimpften und führt dazu, dass jeder Betroffene an seiner ganz individuellen Schwachstelle erkrankt oder daran verstirbt. • Im Rahmen der Corona-Inszenierung sollen wir Menschen auf eine digitale Identität (QR-Code) reduziert werden, um uns uneingeschränkt kontrollieren zu können (Social Ranking System). • Die Lüge vom menschengemachten Klimawandel dient dem Zweck, die Bevölkerung in Angst zu halten und immer neue Steuern zu erheben und Verbote auszusprechen. • Die grassierende gewollte Inflation könnte schon bald zu einer Hyperinflation ausarten und in einer Währungsreform enden, um eine neue, rein digitale Weltwährung zu etablieren. All diese Themen sind eng miteinander verflochten und verfolgen dasselbe Ziel: den klassischen Menschen abzuschaffen und durch einen digital gesteuerten Sklaven zu ersetzen.

ISBN 978-3-938656-96-9 • 24,00 Euro

FREIHEITSMÖRDER

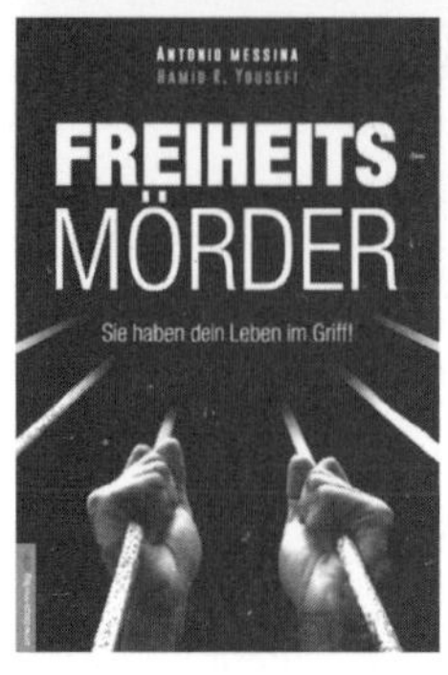

Antonio Messina Hamid Yousefi

Wir befinden uns in einer Endschlacht um die kommende Neue Weltordnung, welche die bestehende Gehege-Demokratie mit ihren Herrschaftsinstrumentarien Gehege-Freiheit und Gehege-Menschenrechten ablösen wird. Wieso „Gehege"? Weil wir uns, ähnlich einem Freiluftgefängnis, in einer Situation befinden, in der man uns glauben lässt, wir wären freie Wesen mit einem freien Wählerwillen sowie Meinungsfreiheit, doch dem ist nicht so. Eingelullt durch die Systemmedien, durch Politiker, die eher einer „Atlantik-Brücke" verpflichtet sind als dem eigenen Volk, sowie die permanente Ablenkung von den wirklich wesentlichen Ereignissen im Hintergrund des Weltgeschehens, fällt fast keinem auf, dass man den Bürger in eine bestimmte, vorgegebene Richtung lenkt. Wer die Vorgehensweise der Politik während der Corona-Zeit infrage stellte oder Putin nicht als das abgrundtief Böse erkennen möchte, wird wie ein Aussätziger behandelt. Die Politik des Fuchses im Hühnerstall, die Schnuller verteilt, um gefügig zu machen, ist obsolet geworden.

ISBN 978-3-98562-009-8 • 21,00 Euro

CORONA AUS SICHT EINES OKKULTISTEN

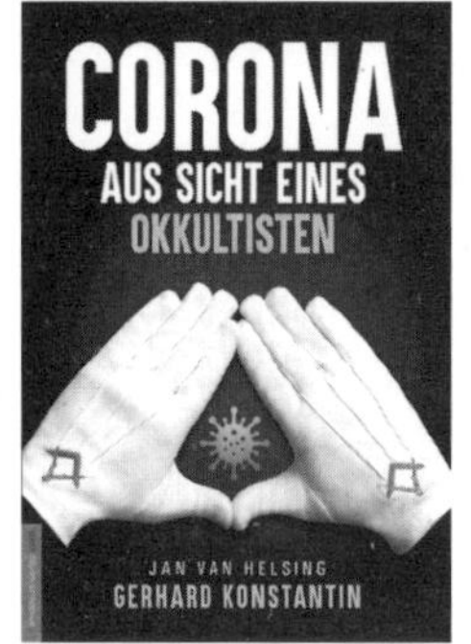

Jan van Helsing Gerhard Konstantin

Wollen Sie verstehen, wieso Ihr Lebenspartner, Ihr Nachbar oder Ihr Kind plötzlich in einer anderen Realität lebt? Sie selbst sind kritisch bzgl. Masseneinwanderung, Klimawandel oder zum Ukraine-Krieg eingestellt, doch Menschen in Ihrem nächsten Umfeld sind exakt auf der anderen Seite. Diese übernehmen völlig kritiklos alles, was der Mainstream vorgibt. Wie kann das sein? Hier wirken okkulte, verborgene Kräfte, denen sich der normale Mensch nicht bewusst ist. Wir sprechen hier von unsichtbaren, feinstofflichen Wesen, z.B. Dämonen und denjenigen, die diese Dämonen befehligen. Die obrigkeitshörigen Gutmenschen belächeln uns, die Kritischen, als Verschwörungstheoretiker. Doch das Lachen würde ihnen schnell vergehen, wenn sie sehen könnten, welche Dämonen sich an sie geheftet haben.

ISBN 978-398562-001-2 • 21,00 Euro